Fazilat Bakhritdinova
Erkin Bilalov
Kumri Narzikulova

TERAPIA FOTODINÂMICA APÓS CIRURGIA ANTI-GLAUCOMA

Fazilat Bakhritdinova
Erkin Bilalov
Kumri Narzikulova

TERAPIA FOTODINÂMICA APÓS CIRURGIA ANTI-GLAUCOMA

ScienciaScripts

Cover image: www.ingimage.com

This book is a translation from the original published under ISBN 978-620-8-17017-2.

Publisher:
Sciencia Scripts
is a trademark of
Dodo Books Indian Ocean Ltd. and OmniScriptum S.R.L publishing group

120 High Road, East Finchley, London, N2 9ED, United Kingdom
Str. Armeneasca 28/1, office 1, Chisinau MD-2012, Republic of Moldova, Europe
Printed at: see last page
ISBN: 978-620-8-23723-3

ÍNDICE DE CONTEÚDOS

INTRODUÇÃO

A relevância e pertinência do tema da monografia. Atualmente, de acordo com a Organização Mundial de Saúde (2015), o glaucoma ocupa o primeiro lugar entre as causas de cegueira, deficiência visual e incapacidade visual [40,100,128].A prevalência do glaucoma neovascular (GNV) na estrutura da incidência do glaucoma é de 24-40% e as causas do GNV são a retinopatia diabética, a estenose vascular da retina e das artérias braquiocefálicas, a uveíte, o glaucoma primário de ângulo aberto (GPAA) em fase terminal [77,80,102], a patogénese do desenvolvimento de GVN deve-se a um conjunto de distúrbios genéticos, bioquímicos, imunitários e morfológicos inter-relacionados, contra os quais se desenvolve uma hipoxia retiniana grave, que é acompanhada pela produção de factores vasoproliferativos (FPV) [14,15,183,206]. Estes últimos provocam o desenvolvimento de neovascularização da íris e do ângulo da câmara anterior (AFC), seguido da formação de uma membrana fibrovascular, que leva a um aumento progressivo da pressão intraocular (PIO).

O problema do tratamento da GVN continua a ser relevante em todo o mundo, tanto do ponto de vista médico como social, levando à incapacidade visual e à cegueira de pessoas em idade ativa. A HNV caracteriza-se por uma evolução grave, em regra, resistente à terapêutica hipotensora medicamentosa, passando rapidamente para a última fase, que envolve uma síndrome de dor **expressa** no contexto de uma pressão intraocular elevada e, em alguns **casos,** conduz à enucleação.

A baixa eficácia das operações anti-glaucomatosas (AGO) amplamente utilizadas nestes casos está associada aos processos de cicatrização excessiva das vias de saída recém-criadas. Verifica-se o desenvolvimento de acreções esclero-esclerais, bem como acreções na área de excisão da trabécula e do canal de Schlemm, e um aumento da PIO. Vários factores predispõem ao desenvolvimento de cicatrizes, tais como doenças somáticas, caraterísticas étnicas, a fase da doença e a quantidade de pressão intraocular, a duração da farmacoterapia, dificuldades durante a operação e durante o período pós-operatório precoce.

Como sabemos, a operação é o método ideal de tratamento da GVN, no entanto, em 50-60% dos casos, as operações disponíveis são complicadas não só por um elevado risco de dificuldades hemorrágicas pós-operatórias, mas também pela obstrução e cicatrização das novas vias de drenagem. Na última década, recorreu-se frequentemente à terapia fotodinâmica (PDT) em oftalmologia, cuja aplicação é uma das tarefas mais difíceis de natureza médica, biofísica e técnica [1,16-27,168,163]. Os resultados da investigação nesta área são muitas vezes contraditórios, devido às diferentes abordagens do problema que estão a ser desenvolvidas. Os estudos experimentais e clínicos em oftalmologia demonstraram que a irradiação fotodinâmica com um fármaco é acompanhada pela sua acumulação selectiva em tecidos com atividade mitótica aumentada, o que ajuda a destruir o tecido em proliferação seletivamente ativo.

Apesar da variedade de declarações de PDT no estrangeiro, não tem sido utilizada de forma prolongada devido à falta de instalações de laser domésticas no mercado uzbeque. Só nos últimos anos, graças ao desenvolvimento do aparelho ALT VOSTOK por cientistas nacionais (Sadykov R. A., Mavlyan-Khodzhaev R. Sh., 2013), é que isso se tornou possível. Existem trabalhos dedicados ao tratamento de tumores, pele, doenças infecciosas, doenças dos órgãos ORL [8,72,113,125,126,149,150,272]. No entanto, até à data, a utilização da TFD em oftalmologia não foi utilizada na República do Uzbequistão. O desenvolvimento e a otimização dos métodos de TFD em oftalmologia é um problema urgente, mas insuficientemente estudado. Para além da eficácia comprovada do método de TFD no tratamento de determinadas doenças oculares, deve reconhecer-se que, até à data, ainda não foram desenvolvidas abordagens metodológicas unificadas para a utilização da TFD em oftalmologia, em particular para a NVG. Se a utilização inicial da TFD em oftalmologia foi limitada pela falta de equipamento adequado, graças ao dispositivo ALT VOSTOK desenvolvido, adaptado por nós para utilização em oftalmologia [114], conseguimos alargar as indicações para a TFD, utilizando-a para a prevenção de cicatrizes excessivas no período pós-operatório em doentes com GVN.

Esta monografia é dedicada ao desenvolvimento e estimativa da eficácia do tratamento combinado de NVG com a inclusão de PDT na clínica e na experiência.

Capítulo I. Ideias modernas sobre a patogénese da GVN.

O glaucoma é um dos problemas mais urgentes da oftalmologia moderna atual. Apesar de alguns progressos nos métodos de tratamento, mantém-se uma elevada percentagem de cegueira, deficiência visual e incapacidade primária nesta doença [94]. Todos os anos, 1 em cada 1000 pessoas com mais de 40 anos contrai glaucoma em ocasiões repetidas. Quase 5,2 milhões de pessoas no mundo são diagnosticadas com a doença [94,99,100,249], e até 20% das pessoas perderam a sua função visual devido ao glaucoma [101, 115].

A proporção de glaucoma entre as causas de incapacidade primária aumentou de 20 para 24% na última meia década [160,249]. Atualmente, o número total de doentes com várias formas de glaucoma no Uzbequistão ultrapassa as 750 mil pessoas (departamento de estatísticas do Ministério da Saúde).

De acordo com vários autores, o glaucoma secundário é responsável por 24 a 40% de toda a patologia do glaucoma [56,57,73,99,100,249]. Recentemente, o termo "glaucoma refratário" tem sido amplamente utilizado para se referir a alguns tipos de glaucoma que se caracterizam por uma especial gravidade e persistência do curso. O conceito de glaucoma refratário, ou seja, resistente aos métodos de tratamento mais utilizados, é formado pelas seguintes variedades clínicas: glaucoma primário de ângulo aberto (GPAA) previamente operado sem sucesso, secundário (neovascular, pós-trombótico, pós-tuveal, pós-traumático, juvenil, facogénico), bem como glaucoma com artifacia e afacia.

As caraterísticas patogénicas do aumento da PIO estão relacionadas com a manifestação de rubeose da íris e membranas fibrovasculares no canto da câmara anterior, devido à hipóxia da retina causada pela sua isquemia com o desenvolvimento de extensas zonas capilares não perfundidas [2,15,90]. Devido à atividade vasoproliferativa na retina sob hipoxia, ocorre a acumulação de PFV, cujas funções são desempenhadas por aminas biogénicas, prostaglandinas e produtos da glicólise anaeróbica. Além disso, a rubeose da íris e a formação de uma membrana fibrovascular no ângulo da câmara anterior são causadas pela neovascularização progressiva da retina (retinopatia proliferativa), factores de hipóxia. Este último fator deteriora o escoamento da humidade aquosa na presença de um ângulo aberto, conduzindo depois ao glaucoma secundário de ângulo fechado (GAC), que resiste a muitos métodos de tratamento.

Entre as doenças vasculares extra-oculares, as principais causas de rubeose da íris e de GVN secundária são a patologia vascular do corpo - diabetes mellitus (DM), hipertensão, perturbações hemodinâmicas no sistema da artéria carótida [14,15,77,102,115,116,129,206]. De acordo com vários autores, a prevalência da rubeose da íris entre os pacientes com DM varia de 1 a 17% e aumenta significativamente na presença de retinopatia diabética, enquanto a GVN se desenvolve em 13-22% dos casos [53,54,102]. De acordo com a literatura, a incidência de NVG na oclusão do CVS varia de 12 a 42%, e nos ramos do CVR de 1 a 3% [53,55,183]. Hayreh S. S. c et al. na experiência, foi determinada a possibilidade de desenvolver 2 tipos de oclusão da CVR: isquémica e não isquémica, o que é confirmado pelos dados da angiografia fluorescente da retina. Boyd S. R. com co-autores e Wakabayashi T. com co-autores[183,281], a rubeose da íris foi detectada em 60% dos olhos com o tipo isquémico de oclusão CVR e apenas em 1% dos olhos com boa perfusão capilar.

A rubeose da íris e a NVG também podem estar associadas à oclusão da artéria central da retina (CAR). Em dois grupos de pacientes com oclusão da CAR, a rubeose foi observada em 16,6 e 18,2% dos casos, respetivamente [276,281].

Foi relatado um aumento na frequência de rubeosis da íris para 42% após vitrectomia via pars plana para retinopatia diabética proliferativa, enquanto a frequência de NVG aumenta para 23% [243]. Há relatos do risco de desenvolvimento de NVG após extração de cataratas em doentes com DM, especialmente após a técnica intracapsular [115,159].

As doenças intra-oculares são também causas mais raras do desenvolvimento de rubeose da íris e NVG. Entre elas: descolamento de retina, doenças inflamatórias (uveíte, endoftalmite, oftalmia simpática), queimaduras oculares, glaucoma agudo e agudo em estágio terminal, doença de Coats, doença de Eales, retinopatia falciforme, fibroplasia retrolental, vítreo persistente, tumores intra-oculares (melanoma, retinoblastoma, hemangioma), síndroma de Stickler, retinosquise, doenças hemorrágicas da retina, degenerescência macular relacionada com a idade [161,290]. Deve ser dada especial atenção ao glaucoma pós-tuveal, que se desenvolve com a neovascularização da íris e do ângulo iridocorneano, secundária a uma inflamação prolongada do olho e ao desenvolvimento de isquémia. Esta forma pode ocorrer tanto de forma independente no período tardio das complicações pós-tuveais, como ser um dos mecanismos patogénicos do aumento da PIO com a combinação de um complexo de factores[80,81].

Apesar da variedade de causas que levam ao desenvolvimento desta forma grave de glaucoma, o seu curso é difícil de distinguir clinicamente, pato-histologicamente e angiograficamente em várias situações. No seu desenvolvimento, o GVN passa por quatro estágios [116].

A fase pré-neurótica é caracterizada por alterações no pólo posterior do globo ocular, principalmente a presença de áreas arteriolares e capilares não perfundidas da retina, neovascularização do disco do nervo ótico (DNO). A hiperfluorescência peripupilar é detectada no segmento anterior durante os estudos angiográficos [19]. A electrorretinografia revela um alongamento do tempo de ocorrência da onda b, uma diminuição do rácio das amplitudes da onda b/a- [116].

A fase de pré-glaucoma (rubeose da íris) ocorre num contexto de pressão intraocular (PIO) normal. A biomicroscopia no início indica ramos capilares expandidos e vasos finos, orientados aleatoriamente na superfície da íris ao longo do bordo pupilar [123]. Estudos pato-histológicos revelaram que o crescimento de vasos recém-formados começa intra-estroma e depois espalha-se para a superfície da íris. Na maioria dos casos, a neovascularização aparece pela primeira vez ao longo do bordo pupilar da íris ou na área de um coloboma cirúrgico ou a laser. A neoplasia dos vasos sanguíneos espalha-se em direção ao canto da câmara anterior (CAC). Estudos histopatológicos com a introdução de silicone nos vasos de olhos enucleados mostraram que os vasos recém-formados surgem das artérias normais da íris e fluem para as veias da íris e do corpo ciliar. Simultaneamente, os vasos recém-formados no CPC têm origem nas artérias da íris e do corpo ciliar e ligam-se à rede neovascular periférica na íris. Embora o quadro clínico da rubeose seja o mesmo tanto no caso de lesão ocular diabética como no caso de oclusão da RVC, o estudo mostrou a presença de uma rubeose mais pronunciada e generalizada nos olhos diabéticos. Os vasos recém-formados são caracterizados pela presença de paredes fenestradas finas, variabilidade de tamanho, curso aleatório e convoluto [123]. Espalhando-se para a periferia, atravessam o corpo ciliar e o esporão escleral, ao contrário dos seus próprios vasos, que se localizam posteriormente ao esporão escleral.

A fase de glaucoma de ângulo aberto caracteriza-se pela existência de uma rubeose pronunciada da íris e de AFC, aumento da PIO. É fácil detetar sinais de inflamação (opalescência da humidade aquosa). Os vasos recém-formados são altamente permeáveis, o que favorece o aparecimento de complicações hemorrágicas (desde microhemorragias a hifasemias significativas). Um ponto distintivo desta fase é a existência de uma membrana fibrovascular na superfície anterior da íris e na AFC. Nesta fase, o aumento da PIO está provavelmente relacionado com a obstrução da rede trabecular por vasos recém-formados que impedem a saída do fluido intraocular [123].

Na fase do **glaucoma de ângulo fechado**, a íris achata-se. A contração da membrana fibrovascular na direção radial leva ao encerramento sinecial da AFC e a uma alteração da forma da pupila, a uma inversão da camada de pigmento do epitélio da íris. É possível que o endotélio da córnea se espalhe para a íris, o que cria um quadro clínico de pseudo-ângulo. Esta fase prossegue com uma síndroma de dor com um fundo de PIO elevada, que requer intervenções cirúrgicas.

Resumindo as conclusões dos estudos acima referidos, podemos ilustrar esquematicamente a patogénese da GVN de acordo com o conceito de isquémia da retina e de FVP associado. Em várias doenças, a isquemia e a hipoxia da retina provocam a produção de PFV ou quebram o equilíbrio entre estimulantes e inibidores da angiogénese. Sob a influência de factores angiogénicos que estimulam a migração e a proliferação de células endoteliais, ocorre o crescimento e o desenvolvimento de vasos recém-formados na retina, na íris, na rede trabecular e na AFC. A regressão da neovascularização, o aparecimento de sinais de inflamação autoimune conduz à formação de membranas fibrovasculares, que, encolhendo, levam ao ectrópio da folha de pigmento da íris, à deformação da pupila e, mais importante, ao bloqueio da AFC e ao aumento da PIO.

Existem relatos na literatura sobre a violação dos mecanismos imunoreguladores sistémicos e a participação de processos auto-imunes no desenvolvimento da vasoproliferação intraocular [63,123,206,267]. Os autores salientam que, em doentes com retinopatia diabética, os distúrbios metabólicos são combinados com violações das ligações celulares e humorais da imunidade. Nos doentes, é detectada uma diminuição do número de linfócitos T no sangue, em simultâneo com um aumento do conteúdo de complexos imunes e imunoglobulinas circulantes, principalmente da classe G.

O papel dos factores angiogénicos no desenvolvimento da GVN.

Um dos problemas imediatos é o estudo dos mecanismos patogénicos que levam ao desenvolvimento da neovascularização intraocular, não existindo um ponto de vista único. Atualmente, a principal teoria é a teoria da hipóxia retiniana e a que está diretamente relacionada com a FPV [216]. Em 1948, Michaelson I. C. sugeriu a existência de um fator angiogénico de natureza bioquímica, produzido pela retina e que estimulava o aparecimento e desenvolvimento de novos vasos. Mais tarde, Ashton N. D. mostrou nos seus trabalhos que o fator angiogénico libertado pela retina provoca a neovascularização da retina e, penetrando no segmento anterior do globo ocular, estimula a neoplasia dos vasos da íris [216].

A angiogénese, incluindo a angiogénese patológica, é regulada por uma variedade de factores pró- e anti-angiogénicos [173]. Numerosos dados experimentais e clínicos indicam o papel principal do fator de crescimento endotelial vascular (VEGF - fator de crescimento endotelial vascular) no desenvolvimento de complicações neovasculares, incluindo a GVN. O VEGF é uma glicoproteína homodimérica com um peso molecular de 46kD, isolada de tumores abundantemente irrigados com sangue e é um estimulador altamente ativo da angiogénese patológica e fisiológica. Este fator desencadeia a proliferação e a migração das células endoteliais, a proteólise e a remodelação da matriz extracelular, a formação de um tubo capilar. Já em 1954, I. C. Michaelson sugeriu que a neovascularização patológica ocorre devido à libertação remota de algum "fator X" do tecido isquémico e à subsequente difusão deste fator [206,234]. Até à data, acredita-se que o VEGF, libertado dos tecidos do olho com perfusão prejudicada (por exemplo, a retina), entra na câmara anterior por difusão, onde estimula o crescimento de vasos recém-formados da íris e do AFC. A experiência demonstrou que uma violação do fornecimento de sangue à retina conduz a um aumento do nível de VEGF no corpo vítreo e na humidade da câmara anterior, e também que a introdução de VEGF no corpo vítreo provoca a neovascularização da íris e do NVG. Além disso, os doentes com rubeose e NVG têm um aumento significativo da concentração de VEGF na humidade da câmara anterior [7,9,23,53]. Hu D.N. etal. demonstrou que em doentes com GVN há um aumento de 7 vezes na concentração de VEGF na humidade da câmara anterior; é também digno de nota encontrar um aumento de 3 vezes no VEGF em doentes com glaucoma uveal, o que é consistente com observações clínicas da ocorrência frequente de rubeose em doentes com uveíte [216].

Até à data, foram identificados e estudados vários factores vasoproliferativos ou angiogénicos. O fator de crescimento endotelial vascular (VEGF) foi descoberto há relativamente pouco tempo. De acordo com vários autores, este fator desempenha um papel fundamental no desenvolvimento da neovascularização da íris e da GVN [13,123]. Há relatos de um aumento do nível de VEFG no vítreo e no fluido intraocular em olhos com neovascularização ativa da retina, íris e nervo ótico [87,123,205,281].

O VEGF é um polipéptido que é produzido nas células da retina. Foi demonstrado experimentalmente que o nível da proteína produzida aumenta significativamente quando a cultura de células se encontra num estado de hipoxia. O VEGF é o único mitogénio endotelial vascular cujo nível aumenta em culturas de células da retina em condições de hipoxia [205]. O papel etiológico do VEGF na neovascularização intraocular associada à isquemia da retina foi demonstrado num modelo animal. A inibição específica por anticorpos monoclonais preveniu ou reduziu a neovascularização da íris [205,206]. Tolentino M. J. et al. Num modelo de macaco, foi demonstrado que, com a injeção intravítrea de VEGF recombinante humano (VEGF165) em olhos normais e não isquémicos, é possível desenvolver neovascularização não inflamatória da íris. Com o seu uso prolongado, verifica-se uma neovascularização pronunciada da íris com progressão para ectrópio do epitélio pigmentar da íris e HNV. A inativação específica da atividade do VEGF quando são utilizados anticorpos neutralizantes evita uma resposta neovascular [206,287].

Pe'er J. et al. demonstraram que as células endoteliais dos vasos sanguíneos são os principais elementos morfológicos responsáveis pela neovascularização, que em condições de hipoxia retiniana sofrem migração e proliferação activas. A oclusão experimental da RVC nos olhos de macacos mostrou que a rubeose da íris começa com a expansão dos vasos normais da íris e revelou um aumento do metabolismo nas células endoteliais dos vasos da íris, seguido do crescimento de vasos recém-formados [205,253].

Segundo alguns autores, outra possível substância vasoproliferativa é o fator de crescimento dos fibroblastos (FGF). Existe em duas formas: ácida (a-FGF) e alcalina (b-FGF). A forma alcalina é mais ativa do que a ácida. O FGF tem um efeito mitogénico e quimiotático nas células endoteliais, incluindo nos vasos sanguíneos. Quando libertado, o FGF provoca a proliferação de células epiteliais pigmentares da retina, células endoteliais vasculares e células semelhantes a fibroblastos [253].

O fator de crescimento transformador (TGF -) é isolado. O TGF -, actuando através da estimulação da produção do fator de crescimento endotelial vascular, tem um efeito no aumento da permeabilidade vascular. O TGF estimula a proliferação fibrovascular, promovendo a produção de interleucinas e do fator de necrose tumoral pelos monócitos e macrófagos.

Foi relatado um possível efeito vasoproliferativo das interleucinas, em particular da interleucina-6 (IL-6). Estas substâncias aumentam a permeabilidade vascular e provavelmente também aumentam o efeito do fator de crescimento endotelial vascular e do TGF - [205,243,253].

A literatura estrangeira demonstra que o fator do epitélio pigmentar (fator derivado do epitélio pigmentar PEDF). O seu efeito inibidor na migração e proliferação de células endoteliais induzidas pelo fator de crescimento endotelial vascular e na neovascularização da retina e da coroideia foi demonstrado na experiência. Spranger J. et al., ao examinarem o conteúdo de PEDF no fluido intraocular de pacientes com e sem diabetes, indicaram uma queda estatisticamente significativa na concentração de PEDF nos olhos com retinopatia diabética proliferativa em comparação com indivíduos saudáveis. Os autores sugerem que o desenvolvimento da angiogénese da retina é induzido por uma diminuição do conteúdo de PEDF com um aumento simultâneo do fator de crescimento endotelial vascular. Este ponto de vista é defendido por Ogata N. et al., que estudaram o conteúdo de PEDF no corpo vítreo de pacientes com retinopatia diabética. Eles também indicaram uma queda na concentração de PEDF e um aumento do nível de VEGF [243].

Atualmente, existe uma clara tendência para um aumento quantitativo e "rejuvenescimento" das doenças vasculares do corpo e um aumento das patologias oftalmológicas que levam à ocorrência de NVG. Assim, a OMS constata um crescimento em avalanche da quantidade de doentes com diabetes, que os especialistas estimam como uma pandemia e falam de 366 milhões até ao final de 2011 [102-104]. A GVN secundária é uma das formas mais graves e de prognóstico mais desfavorável do processo glaucomatoso, uma vez que os vasos neovasculares que captam a borda pupilar da íris e a UPC têm uma parede fina e porosa, devido ao revestimento endotelial incompleto, e são caracterizados por uma elevada atividade hemorrágica. No futuro, o tecido fibrovascular recém-formado tende a retrair-se, formando goniosinéquias [25,123].

Os vasos defeituosos recém-formados podem provocar hemorragias maciças durante a operação, o que complica significativamente o tratamento da GVN. Assim, a doença é bem conhecida por um curso grave, persistente à terapia anti-hipertensiva medicamentosa, e passa instantaneamente para a fase terminal, seguida de uma forte síndrome de dor no contexto de uma PIO elevada e, em alguns casos, implica a perda do olho como órgão [2,3,7,12,63,99,115,129,179].

Capítulo II Diagnóstico de NVG.

O exame global dos doentes inclui os métodos tradicionais com a adição de novas técnicas de diagnóstico: microscopia endotelial da córnea, biomicroscopia, bioftalmoscopia, gonioscopia, tonometria, perimetria e deteção de bovinos, visometria, oftalmoscopia, bem como gonioscopia. Métodos electrofisiológicos: electroretinografia, oculografia, determinação da sensibilidade e da labilidade do nervo ótico, biomicroscopia por ultra-sons, tomografia de coerência ótica, angiografia por fluorescência (FAG), se indicado - tomografia computorizada, ressonância magnética. São utilizados métodos laboratoriais, radiológicos e imunológicos de exame dos doentes.

O método mais importante é uma biomicroscopia minuciosa da íris e uma gonioscopia para detetar uma pupila estreita (não dilatada). Na maioria dos casos, a NVG começa com o aparecimento de vasos sensíveis no bordo da pupila e é frequentemente ignorada pelos médicos.

A FAG da íris é informativa no diagnóstico diferencial da neovascularização da íris e dos seus vasos normais, uma vez que estes últimos não passam a fluoresceína. A FAG do fundo do olho é também necessária para determinar a área de isquemia da retina.

A electrorretinografia permite diagnosticar a isquemia da retina. Recentemente, a tomografia de coerência ótica (OCT) do segmento anterior do olho e a UBM têm vindo a ganhar popularidade, o que nos permite examinar os mais pequenos detalhes das estruturas do segmento anterior do olho e ajudar a diagnosticar e determinar o nível de desenvolvimento da doença. A OCT e a UBM do segmento anterior do olho são necessárias para o estudo da AFC, a descoberta de goniosinechiae, a especificação da profundidade da câmara anterior, a largura da AFC, o grau da sua obliteração, o estado do ISC no período pós-operatório do glaucoma.

Capítulo III Métodos de tratamento de NVG

Todos os métodos de tratamento do GVN podem ser divididos em medicamentos, anti-VEGF, cirúrgicos (incluindo laser) e, recentemente, um método promissor de PDT tem sido apontado.

Independentemente do fator etiológico, o papel principal na patogénese do desenvolvimento da GVN é a hipóxia e a isquemia das camadas internas da retina, que podem ser a razão da produção de FVP. Influenciado por factores angiogénicos que estimulam a migração e a proliferação de células endoteliais, o crescimento compensatório e o desenvolvimento de vasos recém-formados ocorre na retina, na íris, com alteração do ângulo da câmara anterior, o que leva à descompensação da PIO.

Consequentemente, o principal papel das medidas terapêuticas para a GVN deve ser o de intervenções destinadas a bloquear as áreas de isquémia da retina.

Terapia medicamentosa de NVG.

O objetivo do tratamento do glaucoma é reduzir a PIO para um nível que evite ou minimize a perda progressiva da visão.

O passo inicial no tratamento do GVN é a terapia medicamentosa com o objetivo de reduzir a PIO. Na última década, houve um grande aumento no número de medicamentos para o tratamento do glaucoma disponíveis no mercado farmacêutico da república [90,93,251,274,294].

Atualmente, são utilizados 5 grupos de fármacos para reduzir a PIO em oftalmologia, sendo os mais utilizados os antagonistas beta-adrenérgicos (beta-bloqueadores), os análogos das prostaglandinas e os inibidores da anidrase carbónica; além disso, os agonistas alfa-adrenérgicos e os M-colinomiméticos (mióticos) têm efeitos comprovados. Os fármacos são mais eficazes quando utilizados em várias combinações, devido ao seu efeito complementar comum na diminuição da PIO [93,174,189,227].

Os beta-bloqueadores e os análogos das prostaglandinas são os medicamentos de primeira linha, devido à sua eficácia, tolerabilidade e disponibilidade,

Os B-bloqueadores diminuem a PIO através da redução da produção de fluido intraocular (FIO) e têm sido muito eficazes no tratamento do glaucoma durante muitos anos. O maleato de timolol, antagonista não seletivo dos adrenoreceptores, é o "padrão de ouro" no tratamento do glaucoma[212]. [212] Não tem uma função simpaticomimética ou estabilizadora da membrana evidente. O bloqueio dos beta-adrenoreceptores contribui para a queda do nível do mediador secundário intracelular CAMP, que está envolvido nos processos que levam à inibição da produção de IOF [164,199]. É conveniente utilizar B-bloqueadores (1 ou 2 vezes por dia) que são frequentemente utilizados como monoterapia, nunca afectam o tamanho da pupila e a acomodação do olho. No entanto, podem ainda causar efeitos secundários respiratórios e cardíacos. Os efeitos secundários locais podem ser hiperemia conjuntival, sensação de ardor, queratite pontual superficial e redução da quantidade de produção de fluido lacrimal, levando à síndrome do olho seco [274].

Atualmente, os análogos das prostaglandinas também fazem parte dos medicamentos de primeira linha no tratamento da insuficiência respiratória aguda. A diminuição da PIO baseia-se num aumento do fluxo trabecular e uveoscleral. Os análogos da prostaglandina reduzem o nível da PIO de forma mais significativa do que o timolol e, além disso, previnem de forma mais eficaz os aumentos acentuados da PIO e as suas flutuações durante 24 horas. Apesar de os medicamentos deste grupo raramente causarem efeitos secundários sistémicos, são muitas vezes responsáveis por efeitos secundários locais, por exemplo, hiperemia conjuntival, sensação de ardor, queratite pontual, alterações na pigmentação da íris, hipertricose das pestanas, bem como edema macular quístico em doentes com lentes artificiais [212,231, 239,246,252, 259]. Além disso, os fármacos deste grupo são ineficazes para os NVG.

Os fármacos de segunda linha são os inibidores locais da anidrase carbónica e os α2-agonistas; podem ser substituídos ou utilizados em combinação com β-bloqueadores ou análogos das prostaglandinas [90,239,259,260].

Os inibidores da anidrase carbónica reduzem a PIO através da redução da produção de PIO por inibição enzimática. Os efeitos secundários mais comuns são uma sensação de ardor, desconforto visual, queratite pontual superficial e conjuntivite alérgica. Os inibidores da anidrase carbónica também podem prejudicar a função da bomba endotelial da córnea, causando assim patologia da córnea [90].

Os α2-agonistas reduzem a produção de IOF e aumentam o fluxo uveoscleral ao mesmo tempo. Ao mesmo tempo, os α2-agonistas de nova geração, por exemplo, a brimonidina e a apraclonidina, sendo mais específicos, causam menos efeitos secundários hipotensores sistémicos do que os α-agonistas não selectivos utilizados anteriormente. A brimonidina é utilizada para uma terapêutica a longo prazo, enquanto a apraclonidina é mais eficaz para uma utilização a curto prazo. A brimonidina reduz a PIO devido ao seu efeito seletivo nos receptores alfa-2-adrenérgicos e foi introduzida na prática médica em 1996, sendo atualmente o agonista mais moderno e relevante dos receptores α-2 adrenérgicos em comparação com a clonidina , a apraclonidina e é dez vezes mais selectiva para os receptores α-2. O fármaco possui um duplo anel "quinoxalina", o que explica a sua seletividade, que garante a ausência de midríase e de vasoconstrição dos pequenos vasos, o que ajuda a reduzir a PIO com um ligeiro efeito nos sistemas cardiovascular e respiratório. Devido à sua seletividade, a brimonidina é muito menos suscetível de provocar efeitos secundários sob a forma de ardor, comichão, desconforto ocular, visão turva, bem como boca seca, sonolência, depressão ou bradicardia.

O mecanismo de ação da brimonidina está associado a dois pontos. A droga causa o estreitamento dos vasos sanguíneos do corpo ciliar, o que leva a uma diminuição na produção de umidade aquosa e, além disso, estimula a produção de prostaglandinas endógenas, o que melhora o fluxo de fluido intraocular (PIO) ao longo da via uveoscleral. O mecanismo de ação primário do tartarato de brimonidina é a ativação dos receptores α-2 do corpo ciliar e uma diminuição da quantidade de monofosfato de adenosina cíclico (CAMP), o que reduz a produção de IOF. A brimonidina reduz a PIO em 26% em relação ao nível inicial (até 10-12 mmHg) e começa a atuar 20 minutos após a instilação, atingindo o seu efeito máximo após 2 horas.

O efeito hipotensor da brimonidina é comparável ao do timolol 0,5% e da dorzolamida 2%. Mas com quase o mesmo efeito hipotensor do timolol, a deterioração do campo visual nos doentes que instilam brimonidina ocorre 4 vezes menos frequentemente do que nos doentes que usam timolol (9,1% vs 39,2%). A brimonidina preserva os campos visuais em doentes com glaucoma de baixa pressão [55,231], melhora a circulação sanguínea, reduz a isquémia na retina e no nervo ótico e, actuando nos processos metabólicos da retina, ajuda a parar o processo de apoptose. A brimonidina exerce uma neuroprotecção direta, protegendo os neurónios da retina e as fibras do nervo ótico e bloqueando os principais factores que levam à apoptose, bem como uma neuroprotecção indireta, reduzindo a PIO. Isto deve-se a um aumento do "fator de crescimento dos fibroblastos básicos da retina", sob a influência do qual os neurónios se tornam mais resistentes às influências mecânicas.

O mecanismo de ação neuroprotector da brimonidina consiste na modulação funcional mediada dos receptores NMDA e dos canais de cálcio da retina. Além disso, o fármaco, actuando sobre os receptores alfa-2-adrenérgicos, impede a libertação e/ou absorção excessiva de glutamato, reduzindo significativamente o seu nível no corpo vítreo.

O efeito neuroprotector da brimonidina foi estudado em vários modelos experimentais de neuropatia ótica, incluindo isquémica, traumática e glaucoma. Verificou-se que a brimonidina tem também uma série de efeitos neuroprotectores adicionais, uma vez que, na isquemia aguda da retina, estimula a produção do principal fator de crescimento dos fibroblastos, de proteínas anti-apoptóticas e ativa também as vias de sinalização envolvidas na regulação do crescimento, da proliferação e da sobrevivência das células. Verificou-se que este medicamento cria um efeito neuroprotector inibindo a cascata de alterações apoptóticas, reduzindo a toxicidade induzida pelo glutamato ou aumentando a expressão da neurotrofina BDNF. O efeito neurotrófico direto da brimonidina é exercido bloqueando a entrada de iões de cálcio nas células nervosas e aumentando a sua atividade vital em condições de isquemia - inibindo a libertação de glutamato e aspartato pelas células, o que impede a sua apoptose.

A brimonidina também afecta a irrigação sanguínea do globo ocular, aumenta o fluxo sanguíneo do pulso e melhora a hemodinâmica nos vasos retrobulbares através da estimulação dos adrenoreceptores.

O efeito neuroprotector da brimonidina persiste independentemente da hemodinâmica do olho e do nível da PIO. Esta é uma vantagem significativa do medicamento, que permite, mesmo antes da compensação da PIO, afetar positivamente a viabilidade das células da retina e do nervo ótico.

Nos relatórios dos autores [207], há um efeito tão notável da brimonidina como uma diminuição da hemorragia intra-operatória e das hemorragias subconjuntivais pós-operatórias durante a cirurgia de cataratas, operações refractivas e até operações de correção do estrabismo.

Capítulo IV Terapêutica medicamentosa da GVN

O objetivo do tratamento do glaucoma é reduzir a PIO para um nível que evite ou minimize a perda progressiva da visão.

O primeiro passo no tratamento do GVN é a terapia medicamentosa com o objetivo de reduzir a PIO. Na última década, houve um grande aumento no número de medicamentos para o tratamento do glaucoma disponíveis no mercado farmacêutico da república [90,93,251,274,294].

Atualmente, são utilizados 5 grupos de fármacos para reduzir a PIO em oftalmologia, dos quais os antagonistas beta-adrenérgicos (beta-bloqueantes), os análogos das prostaglandinas e os inibidores da anidrase carbónica são os mais frequentemente utilizados; além disso, os agonistas alfa-adrenérgicos e os M-colinomiméticos (mióticos) têm um efeito comprovado. Os fármacos podem ser utilizados em várias combinações, devido ao seu efeito mutuamente complementar na redução da PIO [93,174,189,227].

Tendo em conta a eficácia, a tolerabilidade e a disponibilidade, os medicamentos de primeira linha são os beta-bloqueadores e os análogos das prostaglandinas.

Os bloqueadores B reduzem a PIO através da inibição da produção de fluido intraocular (PIO) e têm sido muito eficazes no tratamento do glaucoma durante muitos anos. O "padrão-ouro" da terapia anti-glaucoma é o maleato de timolol [212], um antagonista não seletivo dos adrenoreceptores, que não tem uma atividade simpatomimética ou estabilizadora da membrana evidente. O bloqueio dos beta-adrenoreceptores contribui para a diminuição do nível do mediador secundário intracelular CAMP, que está envolvido nos processos que levam à inibição da produção de IOF [164,199]. Os B-bloqueadores são fáceis de usar (1 ou 2 vezes por dia) e são frequentemente usados como monoterapia, não afectam o tamanho da pupila e a acomodação do olho. No entanto, tendo uma boa tolerância, podem ainda causar efeitos secundários sistémicos (incluindo respiratórios e cardíacos). Os efeitos secundários locais incluem hiperemia conjuntival, sensação de ardor, ceratite pontual superficial e diminuição da produção de fluido lacrimal com o desenvolvimento da síndrome do olho seco [274].

Os medicamentos de primeira linha incluem também os análogos das prostaglandinas, que são utilizados no tratamento da insuficiência respiratória aguda. A diminuição da PIO baseia-se num aumento do fluxo trabecular e uveoscleral. Os análogos das prostaglandinas reduzem de forma mais notável o nível da PIO em comparação com o timolol e, além disso, evitam mais eficazmente os aumentos acentuados da PIO e as suas flutuações durante 24 horas. Mesmo que os medicamentos deste grupo raramente causem efeitos secundários sistémicos, são frequentemente responsáveis por efeitos secundários locais, como hiperemia conjuntival, sensação de ardor, queratite pontual, alterações na pigmentação da íris, hipertricose das pestanas, bem como edema macular quístico em doentes com lentes artificiais [212,231, 239,246,252, 259]. Assim, os fármacos deste grupo são ineficazes para os GVN.

Os medicamentos de segunda linha são os inibidores locais da anidrase carbónica e os α2-agonistas, que podem ser substituídos ou utilizados em combinação com β-bloqueadores ou análogos da prostaglandina [90,239,259,260].

Os inibidores da anidrase carbónica reduzem a PIO ao diminuir a produção de PIO através da inibição enzimática. A sensação de ardor, o desconforto visual, a queratite pontual superficial e a conjuntivite alérgica são os efeitos secundários mais comuns da utilização destes medicamentos. Os inibidores da anidrase carbónica também podem prejudicar a função da bomba endotelial da córnea, resultando em patologia da córnea [90].

Os α2-agonistas diminuem a produção de IOF e aumentam simultaneamente o fluxo uveoscleral. Sendo mais específicos, os α2-agonistas de nova geração, como a brimonidina e a apraclonidina, causam menos efeitos secundários hipotensores sistémicos em comparação com os α-agonistas não selectivos utilizados anteriormente. A brimonidina é utilizada para uma terapêutica a longo prazo, enquanto a apraclonidina é mais eficaz para uma utilização a curto prazo. A brimonidina reduz a PIO devido ao seu efeito seletivo nos receptores alfa-2-adrenérgicos e foi introduzida na prática médica em 1996, sendo atualmente o agonista mais moderno e relevante dos receptores α-2 adrenérgicos, em comparação com a clonidina e a apraclonidina, e é dez vezes mais selectiva para os receptores α-2. O medicamento tem um duplo anel "quinoxalina", o que explica a sua seletividade, que garante a ausência de midríase e de vasoconstrição dos pequenos vasos, o que ajuda a reduzir a PIO com um ligeiro efeito nos sistemas cardiovascular e respiratório. Devido à sua seletividade, a brimonidina é muito menos suscetível de provocar efeitos secundários sob a forma de ardor, comichão, desconforto ocular, visão turva, bem como boca seca, sonolência, depressão ou bradicardia.

O mecanismo de ação da brimonidina está associado a dois pontos. A droga causa estreitamento dos vasos sanguíneos do corpo ciliar, o que leva a uma diminuição na produção de umidade aquosa e, além disso, estimula a produção de prostaglandinas endógenas, o que melhora o fluxo de fluido intraocular (PIO) ao longo da via uveoscleral. O mecanismo de ação primário do tartarato de brimonidina é a ativação dos receptores α-2 do corpo ciliar e uma diminuição da quantidade de monofosfato de adenosina cíclico (CAMP), o que reduz a produção de IOF. A brimonidina reduz a PIO em 26% em relação ao nível inicial (até 10-12 mmHg) e começa a atuar 20 minutos após a instilação, atingindo o seu efeito máximo após 2 horas.

O efeito hipotensor da brimonidina é comparável ao do timolol 0,5% e da dorzolamida 2%. Mas com quase o mesmo efeito hipotensor do timolol, a deterioração do campo visual em doentes que instilam brimonidina ocorre 4 vezes menos frequentemente do que em doentes que usam timolol (9,1% vs 39,2%). A brimonidina preserva os campos visuais em doentes com glaucoma de baixa pressão [55,231], melhora a circulação sanguínea, reduz a isquémia na retina e no nervo ótico e, actuando nos processos metabólicos da retina, ajuda a parar o processo de apoptose. A brimonidina exerce uma neuroprotecção direta, protegendo os neurónios da retina e as fibras do nervo ótico e bloqueando os principais factores que levam à apoptose, bem como uma neuroprotecção indireta, reduzindo a PIO. Isto deve-se a um aumento do "fator de crescimento dos fibroblastos básicos da retina", sob a influência do qual os neurónios se tornam mais resistentes às influências mecânicas.

O mecanismo de ação neuroprotector da brimonidina consiste na modulação funcional mediada dos receptores NMDA e dos canais de cálcio da retina. Além disso, o fármaco, actuando sobre os receptores alfa-2-adrenérgicos, impede a libertação e/ou absorção excessiva de glutamato, reduzindo significativamente o seu nível no corpo vítreo.

O efeito neuroprotector da brimonidina foi estudado em vários modelos experimentais de neuropatia ótica, incluindo isquémica, traumática e glaucoma. Verificou-se que a brimonidina tem também uma série de efeitos neuroprotectores adicionais, uma vez que, na isquemia aguda da retina, estimula a produção do principal fator de crescimento dos fibroblastos, proteínas anti-apoptóticas, e também ativa vias de sinalização incluídas na regulação do crescimento, proliferação e sobrevivência das células. Verificou-se que este medicamento cria um efeito neuroprotector inibindo a cascata de alterações apoptóticas, reduzindo a toxicidade induzida pelo glutamato ou aumentando a expressão da neurotrofina BDNF. O efeito neurotrófico direto da brimonidina é realizado através do bloqueio da entrada de iões de cálcio nas células nervosas e do aumento da sua atividade vital em condições de isquemia - inibindo a libertação de glutamato e aspartato pelas células, o que impede a sua apoptose.

A brimonidina também afecta a irrigação sanguínea do globo ocular, aumenta o fluxo sanguíneo do pulso e melhora a hemodinâmica nos vasos retrobulbares através da estimulação dos adrenoreceptores.

O efeito neuroprotector da brimonidina persiste independentemente da hemodinâmica do olho e do nível da PIO. Esta é uma vantagem significativa do medicamento, que permite, mesmo antes da compensação da PIO, afetar positivamente a viabilidade das células da retina e do nervo ótico.

Nos relatórios dos autores [207], há um efeito tão notável da brimonidina como uma diminuição da hemorragia intra-operatória e das hemorragias subconjuntivais pós-operatórias durante a cirurgia de cataratas, operações refractivas e até operações de correção do estrabismo.

Terapia anti-hipertensiva combinada.

Contrariamente à aplicação patogeneticamente razoável de medicamentos anti-hipertensores locais, a monoterapia em muitos casos não permite uma diminuição adequada da PIO [260]. Por conseguinte, os doentes com glaucoma refratário necessitam de uma diminuição mais acentuada da PIO, sendo muitas vezes necessário associá-la a outro medicamento.

A base para o desenvolvimento de medicamentos combinados é o efeito de dois medicamentos, cujo privilégio é 2 componentes activos em 1flacone. Este tipo de medicamentos contribui para um aumento da adesão ao tratamento. Além disso, a utilização de uma combinação fixa de medicamentos aumenta teoricamente a sua segurança devido a uma diminuição da dose de conservantes contidos na maioria dos colírios (incluindo o cloreto de benzalcónio), que têm uma toxicidade dose-dependente pronunciada contra o epitélio da córnea [59,103,260].

Deste modo, os beta-bloqueadores (em particular, o timolol) com inibidores locais da anidrase carbónica e análogos das prostaglandinas dão um bom resultado. Por exemplo, as combinações fixas de dorzolamida/timolol e brinzolamida/timolol são muito mais eficazes na redução da PIO do que a instilação dos seus componentes em monoterapia. A utilização de medicamentos combinados 2 p. / dia leva a um melhor controlo da PIO do que a nomeação de análogos de prostaglandinas 1 p./dia.

Uma das combinações fixas relativamente recentes é a combinação de brimonidina/timolol (Brimoptic), que inclui o beta-bloqueador maleato de timolol - 6,8 mg (equivalente a 5,0 mg de timolol), que reduz a PIO através da inibição da produção de IOF, e o tartarato de brimonidina - 2,0 mg - um agonista dos α-adrenoreceptores, com um mecanismo de ação duplo: um aumento do fluxo uveoscleral com uma redução simultânea da produção de IOF. Na preparação Brimoptic, a brimonidina está presente numa concentração óptima de 0,2%, tem propriedades neuroprotectoras mesmo em condições de oftalmotonia aumentada e é confortável de utilizar.

Os doentes com glaucoma refratário tiveram um efeito significativo de uma combinação fixa de fármacos que foi demonstrado utilizando métodos clínicos e estatísticos em comparação com cada um dos seus componentes activos separadamente. Relativamente à segurança da combinação destes fármacos, não se registaram sintomas de intolerância e o número de casos de hiperemia conjuntival foi estatisticamente muito inferior ao da monoterapia [174,199,252].

Por conseguinte, é conveniente utilizar medicamentos combinados, evitando o efeito de lavagem de um medicamento por outro, diminuindo o impacto negativo dos conservantes e aumentando a adesão [54,55]. No entanto, deve reconhecer-se que, na maioria dos casos, a terapêutica medicamentosa dos GVN não reduz a PIO e evita a perda de visão.

Consequentemente, é de salientar que o fármaco fixo combinado brimoptic (brimonidina/timolol), registado pelo Comité Farmacêutico da República do Uzbequistão, mostrou elevada eficácia nos trabalhos dos autores [56,57], reduzindo a PIO numa média de 6 mm Hg ou mais no glaucoma POAG. Como se sabe, a diminuição da PIO no pré-operatório tem efeito favorável no curso da cirurgia e diminui o risco de complicações pós-operatórias, incluindo a proliferação excessiva, porém, não encontramos trabalhos que indiquem o uso da droga no pré-operatório de cirurgia de glaucoma. neovascularização em tempo integral [90,93].

Capítulo V Terapia anti-VEGF para NVG.

Inibição do VEGF na NVH.

Desde o aparecimento dos inibidores do VEGF disponíveis para uso clínico (bevacizumab, ranibizumab, pegaptanib), a utilização destes fármacos no tratamento da HNV tem sido de grande interesse. Na maioria dos trabalhos sobre este tema, os autores utilizaram o fármaco bevacizumab, que é um anticorpo monoclonal completo contra o VEGF-A e se liga a todas as suas isoformas [180,205,218,220]. Em 2006, M. Y. Kahook et al. e F. H. Davidorf et al. relataram inicialmente o uso de bevacizumab sob a forma de injeção intravítrea para NVG [119,171,196,204,224,286]. Ambos os grupos de autores notaram o rápido desaparecimento dos vasos recém-formados da íris e, num caso (após ciclofotocoagulação ineficaz), foi também observada uma diminuição significativa da PIO [188,196,224].

Por outro lado, A. L. Moraczewski et al. não distinguiram a frequência da intervenção cirúrgica (implantação de um dispositivo de drenagem) entre pacientes com ângulo aberto e fechado [240]. Nalguns doentes, provavelmente com alterações mais precoces, quando ainda não se formaram sinéquias anteriores significativas, a PIO diminui após a administração intravítrea ou intracameral de bevacizumab, mas essa diminuição pode ser de curta duração, uma vez que a rubeose é frequentemente recorrente [211].

O papel da terapia antiangiogénica no tratamento cirúrgico da GVN

A cirurgia de fistulização tradicional está repleta de complicações graves em NVG: em primeiro lugar, hemorragia intra e pós-operatória na câmara anterior. A redução ou o desaparecimento dos vasos recém-formados após a introdução de fármacos anti-VEGF permite que a operação seja efectuada em condições mais seguras, com um menor risco de complicações. De acordo com N. Kitnarong et al., o hifema pós-operatório foi observado em 2 de 6 doentes que receberam esta terapêutica, não tendo sido registadas complicações intra-operatórias em nenhum deles [35,229]. A terapia antiangiogénica também pode ser promissora no tratamento do glaucoma primário de ângulo aberto. A angiogénese é uma parte integrante dos processos reparadores da cicatrização de feridas, e este é um fenómeno indesejável durante as operações de filtração do glaucoma. A terapia anti-VEGF foi proposta pela primeira vez em 2007 como um agente antiproliferativo para reduzir a cicatrização após a trabeculectomia [132]. Esta abordagem foi aplicada pelos autores em dois pacientes (com glaucoma secundário a esteróides e GNV), mas os resultados positivos não confirmaram ou rejeitaram a viabilidade deste tratamento de forma alguma. M. Y. Kahook et al. num doente, foi realizado o agulhamento de uma almofada de filtração incompetente com a introdução de bevacizumab sob a conjuntiva, tendo-se observado a formação de uma almofada normal e uma diminuição da neovascularização [118,171,175,190,191,224]

Atualmente, são conhecidos vários medicamentos que podem impedir o desenvolvimento de vasos recém-formados: um bloqueador não seletivo de todos os tipos de receptores VEGF -ranibizumab (Lucentis), bevacizumab (Avastin), aflibersept (Eyelea). A eficácia da administração intravítrea de bevacizumab foi comprovada: após a primeira injeção, foi detectada a indução da apoptose de células endoteliais vasculares e a diferenciação de vasos defeituosos, caracterizada pelo desaparecimento da fenestração por um aumento da área da cobertura do vaso com pericitos [175,196,232]. Outros estudos demonstraram que a administração intravítrea de bevacizumab reduz a permeabilidade vascular [190,232], o que leva ao desenvolvimento de NVG dolorosa [198,208,234,276,293].

Existem várias publicações na literatura sobre a utilização bem sucedida de fármacos antiangiogénicos modernos como etapa do tratamento da GVN com administração intravítrea ou intracameral seguida de trabeculectomia [86,286].

Capítulo VI A PDT no tratamento das doenças dos olhos.

A insatisfação com os resultados dos métodos tradicionais de tratamento de doenças acompanhadas de neovascularização estimulou a procura e o desenvolvimento de novas abordagens alternativas baseadas nas realizações modernas da fotoquímica, fotobiologia e física quântica [34,46,145].

Recentemente, tem havido um enorme interesse dos investigadores na investigação experimental e clínica da PDT como uma direção promissora no tratamento de neoplasias malignas, bem como de uma série de doenças não oncológicas, cujo desenvolvimento se baseia nos processos de neoangiogénese e proliferação [1,113,131,150,182,247,248].

Uma contribuição notável para o desenvolvimento deste domínio foi dada por muitos cientistas, tais como [1,6,8,16-27,36,41,42,72,74,109,125,126,130,131,149,248,272].

De acordo com conceitos modernos, o mecanismo de ação da PDT baseia-se na acumulação selectiva de fármacos fotossensibilizadores introduzidos no organismo em células com atividade mitótica aumentada (em células tumorais, endotélio de vasos recém-formados, etc.). A irradiação subsequente do foco patológico com luz com um comprimento de onda correspondente ao máximo da banda de absorção do fotossensibilizador introduzido (FS) induz reacções fotoquímicas nas células e tecidos sensibilizados, com a libertação de oxigénio simples e radicais livres - oxidantes biológicos altamente activos, que conduzem a danos fototóxicos nas células patologicamente alteradas [110,162,248,265,278].

Para a terapia fotodinâmica, são necessárias duas condições: a presença de um fotossensibilizador (FS) e uma fonte de radiação com um comprimento de onda correspondente ao espetro de absorção desse FS. Durante a absorção da energia luminosa, o FS transfere-a para o oxigénio, que, passando para a forma quimicamente ativa de sengleto, destrói as células tumorais [85,257,280]. As células tumorais absorvem o FS muito mais ativamente do que as células dos tecidos saudáveis, assegurando assim a seletividade da PDT [280]. Uma vez que a penetração da luz nos tecidos biológicos aumenta com o aumento do comprimento de onda, a banda de absorção de maior comprimento de onda de um determinado FS é a banda de excitação preferida para a PDT.

Entre os FS modernos pertencentes ao grupo das hematoporfirinas, devem ser mencionados medicamentos como "Photofrin 2", "Photosan", "Lu-tex", "Photogem" [163,181]. Os derivados de ftalocianina também são utilizados como FS. Em comparação com o grupo anterior de FS, têm uma elevada seletividade e absorvem fortemente na parte vermelha do espetro - 650 nm. Um dos representantes deste grupo é o medicamento "Photosens", "Photoditazine" [74]. A visudina é um dos FS mais utilizados [67,70,193]. Por exemplo, a TFD com verteporfina [67,70,109,193,225,277] provou a sua eficácia na obliteração parcial da neovascularização do segmento anterior do olho causada por trombose isquémica do RVC [291]. Foi provado que a PDT provoca uma diminuição global da PIO de 39% e causa uma involução significativa da neovascularização da íris e da AFC [238,241].

A utilização de derivados solúveis em água da série das clorinas como FS é atualmente uma direção muito promissora [3]. Este grupo de medicamentos pode incluir o medicamento "Radachlorin", investigado por cientistas russos [133,134].

A utilização de fontes de laser para PDT permite obter um maior brilho espetral da radiação na gama desejada e aumentar a eficiência da sua entrega aos tecidos irradiados. Muitos tipos de lasers são conhecidos como fontes de luz. Em regra, trata-se de instalações laser que geram radiação na gama de ondas longas. Estes requisitos são satisfeitos, por exemplo, por um laser de corante (630 nm), um laser de iões crípton (676 nm), um laser de vapor metálico, nomeadamente, lasers de vapor de cobre (511 e 578 nm) e lasers de vapor de ouro (628 nm) [127,134,226].

Atualmente, a medicina dispõe de experiência clínica suficiente sobre a utilização eficaz da TFD no tratamento de neoplasias malignas (cancros da pele e das mucosas, lesões cutâneas metastáticas, cancro da mama, no tratamento combinado do cancro trancheobrônquico, cancro do esófago, cancro da bexiga, etc.), bem como de doenças não tumorais [182,217,278]. Em oncologia, a PDT é utilizada com sucesso no tratamento de tumores cancerosos de várias localizações: cancro do esófago, tumores intestinais, tumores da bexiga, cancro da pele, cancro da mama, tumores da orofaringe [72,113,126,149,272]. Há relatos do uso bem sucedido da PDT em oncologia oftálmica para o tratamento de mielomas uveais [145].

Por outro lado, o potencial de utilização da PDT em oftalmologia inclui o tratamento de tumores oculares. É também promissora a utilização dos efeitos fotodinâmicos para tratar a neovascularização na retinopatia diabética, a distrofia macular relacionada com a idade, com a formação de uma membrana neovascular coroideia [186,254], a vascularização da córnea [145,234] e a NVG [75,108,168,223].

A seletividade de ação acima referida determina as vantagens indiscutíveis da PDT para utilização em oftalmologia. Em primeiro lugar, é a possibilidade de alcançar o efeito terapêutico necessário (obliteração da rede neovascular ou destruição radical da neoplasia) com danos mínimos nas estruturas circundantes que são importantes para a preservação das funções visuais.

No entanto, a utilização do método PDT no tratamento de doenças oculares utilizando instalações laser domésticas tem sido limitada até à data. Uma das principais razões que impedem o desenvolvimento desta direção no nosso país foi a falta, até há pouco tempo, de FS com as propriedades fotofísicas e farmacocinéticas necessárias.

Anteriormente utilizados em oftalmologia, os medicamentos russos ("Photogem", "Photosens"), bem como os seus análogos estrangeiros ("Photofrin", CASPc), que demonstraram uma elevada eficácia na experiência, não são ideais para utilização clínica. A razão para tal é a fototoxicidade cutânea a longo prazo, que exige o cumprimento rigoroso das restrições do regime de luz por parte dos doentes, ou a elevada toxicidade geral. Os FS amplamente utilizados no estrangeiro não são aprovados pelo Comité Farmacológico da República do Uzbequistão para utilização na prática da República. No entanto, sabe-se que o medicamento azul de metileno, amplamente utilizado na oftalmologia da República como antissético, é também um FS e é utilizado com êxito na PDT no estrangeiro e na nossa República [4, 5, 126].

Fotossensibilizador azul de metileno - mostra um efeito desinfetante, analgésico e redox pronunciado, e também desempenha a função de um fornecedor de iões de hidrogénio no corpo. O mecanismo de ação deste fármaco baseia-se na sua capacidade de criar compostos complexos pouco solúveis com proteínas e mucopolissacáridos de células bacterianas, o que subsequentemente provoca a morte de microrganismos, uma diminuição da atividade dos processos reparadores.

Um contributo notável para o desenvolvimento desta direção foi dado por cientistas uzbeques: Mavlyan-Khodjaev R. Sh., Sadykov R. A., que desenvolveram o primeiro aparelho nacional para a terapia fotodinâmica - ALT "Vostok", que funciona na gama de comprimento de onda de 630 nm. A eficácia deste aparelho já foi experimentada e comprovada no tratamento de várias doenças: oncopatologia, doenças dos órgãos ORL, patologia dentária, em dermatovenerologia e outras [72,125,126,149,272].

Até à data, em oftalmologia, o método PDT é utilizado para o tratamento de doenças associadas à degenerescência macular relacionada com a idade (forma húmida); miopia complicada (neovascularização coroidal míope); corioretinite transferida.

Ao mesmo tempo, prossegue a investigação sobre as possibilidades da PDT, a fim de desenvolver um método de tratamento eficaz e minimamente traumático e alargar o leque de doenças para as quais a PDT pode ser utilizada [69,70,182].

O desenvolvimento da técnica menos invasiva é uma direção urgente, uma vez que muitos processos patológicos estão localizados de tal forma que o seu tratamento leva a uma violação da função visual. E é a PDT que é um dos métodos de tratamento promissores de poupança funcional em oftalmologia. Esta técnica pode proporcionar a escolha do método menos invasivo de tratamento da localização "inconveniente" de focos patológicos, bem como de casos particularmente complexos devido à seletividade e à possibilidade de danos selectivos nos tecidos patológicos com um impacto negativo mínimo nos tecidos saudáveis circundantes.

Capítulo VII O problema da cicatrização excessiva no pós-operatório

Até à data, a maioria dos cientistas está inclinada a associar a diminuição do efeito hipotensor dos AGO aos processos de cicatrização das vias de saída recém-criadas devido ao desenvolvimento de acreções esclero-esclerais e esclero-conjuntivais, bem como de acreções na área de excisão da trabécula e do canal de Schlemm. Vários factores predispõem ao desenvolvimento de cicatrizes excessivas, tais como as caraterísticas individuais do doente (raça, idade, patologia sistémica concomitante, estado da doença e nível de oftalmotonia, duração do tratamento medicamentoso, etc.), bem como a presença de complicações durante a cirurgia ou no período pós-operatório [51,111,136,144,146,184,192].

Os processos distróficos progressivos da esclerótica no glaucoma contribuem para uma cicatrização excessiva e grosseira das vias de saída formadas cirurgicamente e, como resultado, levam a um aumento do oftalmotonus em diferentes momentos após a AGO[11,155]. A descompensação da PIO leva à necessidade de repetidas intervenções cirúrgicas. O problema da cicatrização excessiva torna necessário o estudo do controlo dos processos fibroplásticos numa ferida pós-operatória [65,91,96,97,148,151,153,155].

A capacidade de regular a proliferação celular, a resposta inflamatória-reparadora no tecido conjuntivo da esclerótica às intervenções cirúrgicas em muitas situações clínicas é uma das áreas mais relevantes e em desenvolvimento ativo em muitos campos da medicina [144].

Uma das formas de combater a cicatrização pós-operatória é o uso de citostáticos, que permite influenciar diretamente o processo de formação do tecido conjuntivo [106,138]. Nessa área, dois fármacos têm recebido maior utilização na prática clínica: 5-fluorouracil (5-FU) e mitomicina C [167,194,230]. Os citostáticos são normalmente utilizados no intra-operatório, sob a forma de aplicações no leito escleral, ou sob a forma de injecções subconjuntivais no pós-operatório. Por outro lado, apesar do sucesso da utilização destes fármacos (segundo diferentes autores de 65.5% a 89%), é necessário focar os efeitos secundários dos antimetabolitos que limitam a sua utilização generalizada na prática clínica, nomeadamente defeitos epiteliais e queratopatia bolhosa - até 69%, fístula da almofada de filtração - até 36%, progressão da catarata - até 10%, descolamento ciliocoroideu - até 14%, em casos mais raros - síndrome da câmara rasa, divergência dos bordos da ferida conjuntival, maculopatia [13,37,96, 144].

São conhecidas tentativas de melhorar os resultados da AGO, evitando a cicatrização excessiva com a utilização de muitas enzimas proteolíticas (hialuronidase, fibrinolisina, colalisina, papain) na forma de instilações e injecções subcoctivais no período pós-operatório [48,137,270,279]. A nomeação de preparações enzimáticas após a formação operatória das vias de saída do fluido intraocular (IOP) é patogeneticamente justificada, uma vez que suprime a reação inflamatória natural na zona de intervenção e, consequentemente, reduz a intensidade dos processos reparadores, abranda o processo de formação de tecido cicatricial recém-formado, que "amolece" e aumenta a sua permeabilidade à humidade da câmara [266].

No entanto, quer devido à necessidade de utilizar grandes volumes de preparações enzimáticas dispendiosas, quer devido à escassez de informações experimentais e clínicas, quer ainda devido à instabilidade da preparação enzimática durante a sua administração parentérica e à sua rápida inativação no corpo humano, estas propostas não foram amplamente divulgadas.

Para prolongar o efeito hipotensor da operação, os implantes e drenos são criados a partir de diferentes materiais [39,43,104,124,165,172]. No entanto, qualquer material estranho provoca uma reação inflamatória-reparativa estereotipada com a formação de uma cápsula de tecido conjuntivo à volta do corpo estranho. Para regular os processos fibroplásticos na área de AGO, é necessário recorrer a fármacos de suporte, como glucocorticosteróides (GCS), anti-inflamatórios não esteróides (NSAIDs), enzimas proteolíticas e citostáticos [91]. Os fármacos mais utilizados para este fim foram os citostáticos. No entanto, causam complicações graves que estão associadas a um efeito tóxico em todas as células dos tecidos que se dividem ativamente [68]. As enzimas proteolíticas, os GCS e os AINEs caracterizam-se por uma baixa percentagem de complicações, mas revelaram-se ineficazes e não são utilizados na prática generalizada. Assim, para regular os processos fibroplásticos na zona AGO, torna-se relevante estudar a eficácia dos reguladores naturais dos processos fisiológicos e patológicos, um dos quais são os glicosaminoglicanos.

Os glicosaminoglicanos são componentes da célula, das membranas celulares e da matriz extracelular [137,279]. Os glicosaminoglicanos são cadeias de polissacáridos não ramificadas que consistem em unidades dissacáridas repetidas, uma das quais é um aminossacárido, que na maioria dos casos é sulfatado, e a outra é o ácido urónico. Os glicosaminoglicanos sulfatados (sGAG) podem realizar uma regulação fina do processo inflamatório e da colagenogénese. Os sGAG têm sido amplamente utilizados em oftalmologia devido à sua possibilidade de regular os processos metabólicos nos tecidos braditróficos, alterar a conformação de muitas moléculas, determinando a sua atividade, e regular a produção de citocinas [136,270]. Durante os processos reparadores, o sGAG regula a agregação das moléculas de colagénio, determina o comprimento, o diâmetro e a orientação das fibrilhas. Estes últimos fazem parte dos viscoelásticos utilizados em cirurgia oftálmica e são os principais componentes activos do medicamento "Balarpan" e do viscoprotector "Okvis". Estes medicamentos são utilizados em oftalmologia para melhorar a reparação da córnea e são componentes activos da solução de armazenamento da córnea (meio Borzenka-Moroz). Os drenos de colagénio ("Xenoplast"," iGen") utilizados na cirurgia do glaucoma para evitar cicatrizes excessivas na área da cirurgia anti-glaucomatosa também estão saturados com estes fármacos [48]. No entanto, atualmente, apenas os implantes de drenagem com saturação com GAG, representados exclusivamente pelo sulfato de condroitina isolado do tecido ósseo, são utilizados para regular os processos reparadores [79,104,136,154,166].

Existem publicações na literatura que indicam que a terapia medicamentosa local antes da AGO pode aumentar o risco de cicatrização acelerada da almofada de filtração [178]. O trauma de ressecção induz reacções regenerativas na área da AGO, cuja gravidade determina o fenómeno do glaucoma refratário, caracterizado pelo aumento da atividade fibroplástica do tecido conjuntivo e pela obliteração das vias de saída criadas durante as operações de filtragem padrão do FIO.

Juntamente com os factores genéticos, as alterações do tecido conjuntivo do sistema de drenagem do olho e da esclerótica desempenham um papel importante no desenvolvimento de cicatrizes excessivas após AGO [93,102,139,267], provocadas, entre outras coisas, pela influência tóxica dos conservantes e de outras substâncias auxiliares contidas nos colírios.

Muitos medicamentos contribuem para o desenvolvimento acelerado de fibrose em vários órgãos [177,178]. Sabe-se que o tratamento medicamentoso do glaucoma pode causar alterações patológicas na conjuntiva devido a reacções alérgicas e à toxicidade dos conservantes, e também com alterações fibrosas mediadas por parassimpaticomiméticos, simpaticomiméticos e beta-bloqueadores, embora não haja consenso sobre o grau e a natureza do efeito negativo dos fármacos anti-hipertensores na duração do efeito da AGO e na progressão do processo patológico [258].Além disso, não se pode excluir que os fármacos anti-hipertensores locais, que diminuem permanentemente a produção de FIO, prolonguem, em certa medida, o período de reabilitação pós-operatória do olho, interferindo com a depuração do FIO, e possam provocar um abrandamento na restauração da profundidade da câmara anterior e o desenvolvimento de descolamento da membrana vascular do olho.

Os autores (Volodin P. L., 2005, Makarova A. S., 2002, Takhchidi E. H., 2005) propuseram numerosos trabalhos experimentais sobre o desenvolvimento de medidas eficazes para evitar a proliferação excessiva na zona de filtração. No entanto, apesar de todas as tentativas existentes, os resultados a longo prazo do tratamento de NVG ainda não satisfazem os cirurgiões oftalmológicos, devido a uma elevada percentagem de cicatrizes pós-operatórias, o que leva a um aumento repetido da PIO e a uma diminuição das funções visuais. Por conseguinte, a necessidade de desenvolver um método de tratamento fundamentalmente novo, com um trauma mínimo e uma elevada eficácia, continua a ser urgente.

Apesar da vasta gama de aplicações no estrangeiro, a PDT não foi utilizada durante muito tempo devido à falta de instalações laser próprias no mercado uzbeque. Só nos últimos anos, graças ao desenvolvimento do aparelho ALT VOSTOK por cientistas nacionais (Sadykov R. A., Mavlyan-Khodzhaev R. Sh, 2013), é que isso se tornou possível. Existem trabalhos dedicados ao tratamento de tumores, pele, doenças infecciosas, doenças dos órgãos ORL. No entanto, até à data, a utilização da TFD em oftalmologia não foi utilizada na República do Uzbequistão. O desenvolvimento e a otimização dos métodos de PDT em oftalmologia é um problema urgente, mas insuficientemente estudado. Para além da eficácia comprovada do método de TFD no tratamento de determinadas doenças oculares, deve reconhecer-se que, até à data, não foram desenvolvidas abordagens metodológicas unificadas para a utilização da TFD em oftalmologia, em particular para a NVG. Se anteriormente a utilização da TFD em oftalmologia era limitada pela falta de equipamento adequado, graças ao dispositivo ALT VOSTOK desenvolvido, adaptado para utilização em oftalmologia, no nosso trabalho conseguimos alargar as indicações para a TFD, utilizando-a para a prevenção de cicatrizes excessivas no período pós-operatório em doentes com GVN.

O que precede serviu de base para o estudo da eficácia da PDT e da terapia medicamentosa com brimoptic (no período pré-operatório) no contexto do tratamento cirúrgico de NVG.

Capítulo VIII AVALIAÇÃO EXPERIMENTAL E CLÍNICA DA EFICÁCIA DA TERAPIA FOTODINÂMICA NO TRATAMENTO DAS NVH

8.1. Estudo morfológico da regeneração reparadora das estruturas do tecido ocular em vários momentos após uma operação anti-glaucomatosa - esclerectomia profunda.

Nesta monografia estão resumidos os resultados do exame oftalmológico e do tratamento cirúrgico de 91 pacientes (91 olhos) com GNV com PIO elevada, que foram tratados no departamento de oftalmologia da clínica II da Academia Médica de Tashkent de 2012 a 2016.

A distribuição dos doentes por género foi a seguinte: 54 (59,3%) homens e 37 (40,7%) mulheres. A idade dos doentes variava entre os 40 e os 70 anos. A idade média dos doentes foi de 55,7 ± 3,4 anos. A distribuição dos doentes por idade e sexo é apresentada na Tabela 8.1.

Tabela 8.1.

Distribuição dos doentes por sexo e idade

Género	Idade			Total
	40-50	51-60	61 -70	
Feminino	6	9	8	37
Masculino	7	17	13	54
Total	13	26	21	91

As queixas, a anamnese da doença, as condições de trabalho e de vida, bem como as doenças concomitantes, foram cuidadosamente estudadas em todos os doentes examinados.

Os doentes examinados apresentavam doenças somáticas e oftalmológicas concomitantes, tais como: artrite reumatoide - 8 doentes, hipertensão arterial - 15 doentes, DM - 18 doentes, DIC - 19 doentes, cataratas - 6 doentes.

Com base na anamnese dos doentes, as causas de NVG foram: trombose do sistema nervoso central e dos seus ramos - em 12 (48%), diabetes mellitus - em 9 (36%) doentes, uveíte - em 2 (8%) e lesões do órgão visual - em 2 (8%) doentes. A distribuição dos doentes pelas causas de NVG é apresentada na Tabela 8.2. Dos 91 doentes examinados, 52 foram diagnosticados com GVN de estádio II e 39 com GVN de estádio III.

Os indicadores da acuidade visual inicial nos doentes dos grupos principais de controlo I e II (91 doentes, 93 olhos) com NVG antes da cirurgia variaram entre a projeção incorrecta da luz e 0,07 com correção.

Não houve compensação do oftalmotónio por medicamentos anti-hipertensivos em todos os doentes antes da operação. O nível médio de oftalmotonia de acordo com Maklakov foi de 36,8±4,8 mmHg. Em doentes com GNV de II e III graus (89 olhos - 97,8,2%), foi observada uma síndrome de dor de gravidade variável.

Tabela 8.2.

Distribuição dos doentes por causas de NVG (n - número de olhos)

NVG (n=91)		n	%
	Trombose da CVR e dos seus ramos	12	48
	Diabetes mellitus	9	36
	Sofreu uveíte	2	8
	Traumatismo do órgão visual	2	8
Total		91	100

A duração da doença nos doentes que examinámos não foi a mesma: em 6 (10%) foi até 2 anos, de 2 a 5 anos em 18 (30%) e mais de 5 anos em 36 (60%) doentes.

Os doentes foram divididos em 3 grupos, dependendo do tratamento, homogéneos de acordo com os estádios da doença, o nível da PIO, os parâmetros biomicroscópicos e de ultra-sons, bem como a intensidade da síndrome da dor. Os grupos de doentes examinados são apresentados na Tabela 8.3.

O primeiro grupo (de controlo) incluiu 32 doentes (32 olhos), em que a AGO foi realizada no contexto do modo habitual de instilação de medicamentos anti-hipertensores do doente (fotil forte, azarga, timolol).

O segundo grupo (I principal) era constituído por 30 (30 olhos) doentes, em que todas as gotas hipotensoras foram canceladas 6 dias antes da operação e no dia seguinte (5 dias antes da operação) foi instilado o medicamento brimoptik 1-2 gotas, 2 vezes por dia,

O terceiro grupo (II principal) consistiu em 29 (29 olhos) pacientes que tinham instilado brimoptic antes da operação, mas após a operação receberam irradiação fotodinâmica com um dispositivo doméstico ALT "Vostok". A técnica de PDT foi desenvolvida por K. I. Narzikulova [114]: com uma potência de 300 mJ 630 nm, irradiação pulsada com uma exposição de 3 minutos, com instilação preliminar na cavidade conjuntival de azul de metileno (solução aquosa a 1%). O tratamento foi efectuado em grupos no contexto de um tratamento de base tolerado com a inclusão de um inibidor da anidrase carbónica (diacarb).

As operações foram efectuadas com o microscópio operatório OPTON (Alemanha) - OPMI-6. A duração do acompanhamento pós-operatório é de até 6 meses.

Um estudo oftalmológico abrangente dos doentes consistiu em métodos clínicos e funcionais de exame oftalmológico que cumprem as normas internacionais de estudos de glaucoma foram realizados no departamento oftalmológico da TMA. Foram utilizados métodos de diagnóstico oftalmológico normalizados em todos os doentes.

Quadro 8.3

Distribuição dos doentes com NVG

Grupos	Número de pacientes	Método de tratamento
Grupo de controlo	32 (32 olhos)	Medicamentos anti-hipertensivos + AGO
I Grupo principal	30 (30 olhos)	Brimoptic + AGO
II Grupo principal	29 (29 olhos)	Brimoptic + AGO + PDT

A esclerectomia profunda AGO foi efectuada segundo o método C.N. Fedorova (1984) com trepanação posterior preliminar da esclerótica.

3) visometria na colheitadeira oftálmica OAR-210 da empresa "Carl Zeiss" (Alemanha);

4) exame externo do olho e dos tecidos adjacentes sob iluminação focal;

5) biomicroscopia da parte anterior do globo ocular;

6) oftalmoscopia do fundo do olho com um oftalmoscópio elétrico direto;

8) tonografia simplificada com tonómetros de aplanação de Maklakov de vários pesos..;

9) gonioscopia com goniolinza de três espelhos de Goldman;

10) o estudo dos campos de visão.

Métodos especiais de investigação

Biomicroscopia por ultra-sons

O método de biomicroscopia ultra-sônica foi realizado em um aparelho de ultrassom da empresa "Humphrey" modelo Paradigm P 60 (EUA) em posições padrão. Neste estudo, foi utilizado um sensor com uma frequência de som gerado de 50 MHz e uma resolução de 50 microns, uma frequência de varrimento de 5,0 ou 2,5 mm, com uma distância focal de 5,5 mm e uma resolução de medição de 864×432 pixels. Cada imagem é composta por 512 linhas, cada linha ocupa 7,8 microns. A velocidade de varrimento é de 5 fotogramas por minuto. O exame foi efectuado em todos os meridianos, utilizando uma ecografia quantitativa cinética, localizada e de levantamento nas secções radial e frontal, com uma visão geral de todas as estruturas do segmento anterior do olho.

Os estudos foram efectuados quando o doente estava deitado de costas com uma anestesia local preliminar com uma solução de alcaína a 1%. A visualização da zona de operação foi realizada tanto em secções radiais como transversais, os parâmetros das estruturas foram determinados por uma bússola eletrónica no ecrã. Foram medidos os seguintes parâmetros:

1) **almofada de filtração (PF):** altura - ao longo da perpendicular baixada do ponto mais alto da parede exterior da PF até ao

retalho escleral (mm); a área foi calculada pelo produto dos valores da secção transversal e da secção radial (mm2); o volume foi calculado pelo produto dos valores da área e da altura (mm3);

2) **retalho escleral (FS):** espessura - ao longo da perpendicular baixada da superfície externa do FS para a interna (mm);
3) **cavidade intra-escleral (CIE):** altura - ao longo da perpendicular baixada da superfície interna do SF até ao fundo do leito escleral (mm); volume - pelo produto dos valores da área e da altura (mm3);
4) **densidade acústica (DA):** foi determinada como uma percentagem da densidade da esclerótica do olho, que foi convencionalmente considerada como 100%.

Além disso, foram medidos os parâmetros das seguintes estruturas:

- a profundidade da câmara anterior - perpendicular entre o endotélio da córnea e a superfície anterior do cristalino ao longo do eixo ótico (mm);

- o ângulo da câmara anterior - na intersecção das linhas: a linha que passa ao longo da superfície posterior da córnea e a linha que passa ao longo da superfície anterior da íris (em graus);

- o perfil da íris - em relação à localização da íris em relação à linha reta que passa da raiz da íris até ao ponto de contacto com a cápsula da lente;

- profundidade da câmara posterior - perpendicular da superfície posterior da íris às fibras do ligamento de zinco na zona da profundidade máxima da câmara posterior (mm);

Biometria por ultra-sons (A-scan)

A biometria por ultra-sons (A-scan) foi realizada no aparelho Echoscan "US-4000" da empresa Nidek (Japão) com a determinação da profundidade da câmara anterior, da espessura do cristalino e do valor do eixo ótico do olho. Estes parâmetros foram utilizados para determinar a posição do cristalino relativamente ao eixo ótico do olho.

Ultrassom B-scan

O exame ultrassonográfico B foi realizado utilizando a técnica transpalpebral no aparelho Echoscan "US-4000" da empresa "Nidek" (Japão).

Um estudo da segurança e eficácia do AGO com terapia fotodinâmica (PDT) em coelhos in vivo.

Os estudos experimentais foram realizados no Laboratório de Investigação Interuniversitária, TMA (de acordo com o acordo de cooperação científica e técnica n.º 14-30, de 16 de dezembro de 2015) sob a supervisão do Professor R. I. Israilov.

24 olhos de 12 coelhos mestiços, machos, pesando 2-2. 5 kg, com idades compreendidas entre os 3 e os 6 meses, foram utilizados na experiência in vivo. Foi criado um modelo de AGO (sinustrabeculoiridectomia profunda) com a utilização subsequente de PDT durante 10 dias

O período de retirada dos animais da experiência foi de 2, 4 e 6 semanas após a cirurgia.

Os animais foram divididos em 2 grupos de 6 coelhos cada: O primeiro foi um grupo de controlo, onde apenas foi realizado o modelo AGO, o segundo foi um grupo experimental com uma operação semelhante e subsequente utilização de PDT após instilação de MB. No período de acompanhamento pós-operatório, os coelhos de ambos os grupos foram instilados com uma solução de levomicetina a 0,25% em ambos os olhos.

Antes da operação, os animais foram colocados em quarentena durante 10 dias. A condição dos animais antes da operação foi avaliada como satisfatória, ativa, a cobertura de lã era normal, não havia corrimento dos olhos, a temperatura era normal, o pulso (de 160 a 200 batimentos/min), as fezes e a urina não apresentavam alterações.

Técnica de esclerectomia profunda

A preparação dos coelhos para a cirurgia consistiu em pesar, etiquetar e examinar o estado dos olhos. Antes da operação, os animais foram submetidos a uma biomicroscopia do olho com uma lâmpada de fenda Opton

Os dados do estudo foram registados nos diários de observações dos animais experimentais. A todos os coelhos foram instiladas 1-2 gotas de solução de tropicamida a 1% na cavidade conjuntival 30 minutos antes da cirurgia para manter a midríase máxima induzida pelo fármaco. O decurso da operação: sob anestesia ligeira com éter (hexenal a 10% à razão de 10-15mg/kg de peso do animal), o Sol anestésico foi instilado na cavidade conjuntival. Tetracaini 1% 2 gotas, 1,0 ml de novocaína 2% foi administrado retrobulbarmente. Os animais foram imobilizados com um pano apertado. Lavagem da cavidade conjuntival com uma solução anti-séptica. Blefarostato. Foi feito um retalho conjuntival (5-6 mm) paralelo ao membro, a 6 mm do mesmo. Hemostase. As incisões não passantes (1/3-1/2 da espessura da esclerótica) delinearam uma zona quadrada com uma base no limbo; em conformidade, foi formado um retalho escleral lamelar com uma base no limbo (comprimento da base de 6 mm). Na parte inferior da zona estratificada, são excisadas camadas profundas de esclerótica de forma triangular com uma base até ao limbo. Foi efectuada uma iridectomia basal. O retalho escleral superficial foi colocado no lugar e cosido com duas suturas nodulares. Sutura contínua sobre a conjuntiva. As operações decorreram sem complicações.

A esterilização dos instrumentos cirúrgicos foi efectuada através da ebulição durante 40 minutos em água destilada. Os instrumentos de corte foram enchidos com álcool etílico a 70° durante 40 minutos, após o que foram transferidos para uma solução salina estéril.

Para avaliar o estado do olho dos animais experimentais, foi efectuado diariamente um exame oftalmológico em dinâmica, incluindo biomicroscopia numa lâmpada de fenda.

Os animais foram retirados da experiência por embolia aérea (decisão do Comité de Bioética da República do Uzbequistão n.º 11/12 de 24 de dezembro de 201.

Métodos morfológicos de investigação

Os globos oculares foram enucleados, fixados numa solução de formalina neutra a 10%, lavados com água corrente, submetidos a um tratamento padrão com desidratação e desengorduramento em álcoois de concentração ascendente (70°, 80°, 90°, 96°, 100°) e foram vertidos em parafina. Em seguida, foi efectuada uma série de cortes histológicos com coloração de hematoxilina-eosina. As preparações foram estudadas num microscópio Leica DMLB2 (Alemanha) com uma ampliação de 50, 100, 200 e 400 vezes, com posterior fotografia.

Métodos: as secções histológicas obtidas num micrótomo de trenó foram coradas com hematoxilina e eosina após desparafinação, as fibras de colagénio foram detectadas por Van Gieson e os hidratos de carbono por reação PAS.

1. *A coloração com hematoxilina-eosina é o método mais comum de coloração de secções histológicas.*

As secções de parafina são desparafinadas em clorofórmio e lavadas em água destilada, sendo depois vertida uma solução de hematoxilina sobre as secções durante 3 minutos. Em seguida, as fatias são lavadas em água da torneira durante 10 minutos e finalizadas com eosina de 0,2 a 3 minutos, dependendo da espessura das fatias. São desidratadas em álcoois de concentração crescente, de 70o a 96o, iluminadas em carbol-xileno, xileno e imersas num bálsamo.

Resultado: os núcleos das células ficaram coloridos de azul-púrpura e o citoplasma de cor-de-rosa.

2. Pintura com picrofuxina segundo o método de Van Gieson.

As secções de parafina, depois de desparafinadas e lavadas em água, são colocadas numa solução de hematoxilina Weigert recentemente preparada durante 3-5 minutos. Após lavagem cuidadosa em duas porções de água da torneira, são pintadas em picrofuxina durante 2-3 minutos e, em seguida, rapidamente enxaguadas em água durante 5-15 segundos. Os cortes são efectuados em álcool a 96 °, voltando a ser vertidos e mantidos no mesmo durante 1 a 3 minutos. As secções são iluminadas em carbol-xileno, tratadas com xileno e imersas num bálsamo.

Como resultado da utilização desta técnica, os núcleos são coloridos de preto, as fibras do tecido conjuntivo - vermelho vivo, as fibras musculares e elásticas - amarelo, as fibras nervosas - cinzento-amarelado.

3. Coloração dos mucopolissacáridos pela reação PAS.

Após a desparafinagem, as fatias são acariciadas em água e pintadas durante 5 a 10 minutos numa solução de álcool alciânico a 0,1%, recentemente filtrada, com ácido acético a 3%. Em seguida, são lavadas com água destilada e oxidadas numa solução aquosa de ácido iódico a 0,5% durante 2-5 minutos. São tratados com reagente de Schiff durante 10-15 minutos. São lavadas em água corrente e o miolo é finalizado com hematoxilina. Após lavagem em água, as secções são desidratadas em álcoois, clarificadas em xileno e vertidas para um bálsamo. Como resultado deste método de coloração, as mucoproteínas e os mucopolissacáridos neutros são coloridos de vermelho-púrpura, as glicoproteínas de vermelho-pálido, os mucopolissacáridos ácidos de azul-verde e os núcleos de azul.

A técnica de AGO em doentes com NVG

Esclerectomia profunda AGO com trepanação posterior preliminar da esclerótica.

A preparação pré-operatória consistiu na instilação de uma solução de levomicetina a 0,25% no olho durante 3 dias. Antes da operação, todos os doentes foram lavados das passagens lacrimais e nasais.

A anestesia retrobulbar foi efectuada através da administração de 2,0 ml e acinesia de 8,0 ml de solução de bupivacaína a 0,5 %. Foi aplicada uma sutura de seda 4/0 no músculo reto superior. Foi efectuada uma esclerectomia posterior no quadrante inferior externo ou inferior interno a 4 mm do membro. A 9-10 mm do membro, no meridiano das 11 - 1 horas, foi feita uma incisão da conjuntiva e da cápsula da tenon, a partir da qual se formou um retalho com a base para o membro. A conjuntiva foi separada do membro. A hemostase foi efectuada por diatermocoagulação dos vasos esclerais. Foi cortado um retalho escleral retangular com dimensões de 6×6 mm e uma espessura de 1/3 da esclera com uma base no membro interno. O retalho cortado foi dobrado para cima. Em seguida, a partir das camadas subjacentes da esclera, foi cortado um segundo retalho triangular profundo, também com a base no limbo, até a superfície do corpo ciliar ficar exposta. Depois de separar a esclerótica do corpo ciliar e do ligamento do pente e de abrir o ângulo da câmara anterior, foi efectuada uma iridectomia basal. Um retalho profundo da esclerótica foi excisado diretamente na sua base. O retalho superficial foi colocado no seu lugar e fixado com dois nós de seda 8/0. Foi aplicada uma sutura contínua de seda 8/0 na conjuntiva. Foram administrados 0,05 g de cefazolina e 2 mg de dexametasona por via parabolbar. Curativo assético. Repouso na cama durante 2-3 horas após a operação.

Metodologia PDT

A PDT foi efectuada diariamente durante 10 dias com equipamento de produção nacional da ALT "Vostok". A radiação foi dirigida para a projeção do olho (abertura de 5 mm) a uma dose terapêutica (T) - 300 MJ 630 nm, irradiação pulsada, com uma exposição de 3 minutos. FS - azul de metileno (solução aquosa a 1%) é pré-instilado de acordo com a metodologia desenvolvida em conjunto com o assistente do departamento, K. I. Narzikulova (decisão do Comité de Bioética da República do Uzbequistão n.º 23/2 de 8 de maio de 2014).

FS - azul de metileno - mostra um efeito desinfetante, analgésico e redox pronunciado, e também desempenha a função de fornecedor de iões de hidrogénio no corpo. O mecanismo de ação deste fármaco baseia-se na sua capacidade de criar compostos complexos pouco solúveis com proteínas e mucopolissacáridos de células bacterianas, que subsequentemente causam a morte de microrganismos, sendo utilizado como PS[4,5].

A CONCEPÇÃO DO DISPOSITIVO ALT "VOSTOK" E O SEU PRINCÍPIO DE FUNCIONAMENTO

O dispositivo gera impulsos de radiação laser com uma potência de 5-10 W com uma duração de 100 ns, a frequência de impulsos é de 80-4000 Hz, a modulação é de 0-2. 4 Hz. A exposição é definida pelo botão de arranque situado no corpo do aparelho

A inclusão de radiação é visualizada por um indicador de díodo localizado no corpo do dispositivo.

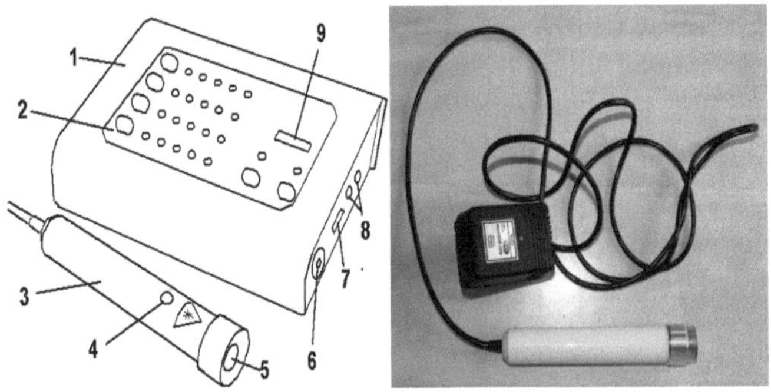

Figura 8.1. Diagrama do dispositivo "VOSTOK"

1. Caixa da unidade de controlo
2. Painel da unidade de controlo
3. O corpo do terminal radiante
4. Indicador de radiação
5. A extremidade do terminal emissor, com um emissor laser
6. Sensor do medidor de potência
7. Porta de sinal externo
8. Conectores para a ligação dos emissores
9. Indicador do medidor de potência

PROCEDIMENTO PARA TRABALHAR COM O DISPOSITIVO VOSTOK

Procedimento de preparação do aparelho para o funcionamento:

1. Ligar o aparelho (tecla "Rede" na parede esquerda da caixa), os indicadores seguintes devem acender-se: "Rede", "Potência", "Tempo", "Modulação", "Paragem"

2. Quando a tampa com a ligação roscada (1) do terminal de radiação (2) estiver aberta, verificar a operacionalidade do aparelho. Para o efeito, colocar a extremidade do terminal na janela do sensor de radiação no painel do aparelho e ligar a radiação com o botão "Start" situado no corpo do aparelho. Simultaneamente, o indicador de radiação deve acender-se, o que significa que o dispositivo está a funcionar

normalmente e pronto para ser utilizado. O número de indicadores acesos corresponde à potência de radiação

3. Após a verificação, desligar a radiação premindo o botão "Stop".

Trabalho:

1. Definir os parâmetros ou o ponto de exposição à radiação (potência, tempo, modulação de frequência).

2. Instale o emissor na zona.

3. O botão "start" liga a radiação e o indicador de radiação localizado perto do botão "start" deve acender-se.

4. O tempo de radiação é controlado por um temporizador (o aparelho desliga-se automaticamente).

Fim do trabalho:

1. No final do procedimento, desligar a alimentação do aparelho antes (o encerramento urgente do aparelho é efectuado através do botão "stop").

2. Aparafusar a tampa de proteção do terminal radiante.

3. Retire a ficha de alimentação da tomada.

4. Coloque o dispositivo numa bolsa ou saco de proteção.

A intervenção cirúrgica provocou um processo inflamatório assético estereotipado nas estruturas tecidulares da zona operada, incluindo alterações locais sob a forma de alteração, exsudação e proliferação.

Duas semanas após a operação, os animais de controlo (esclerectomia profunda sem terapia laser) apresentavam um ligeiro inchaço e afrouxamento do epitélio conjuntival, com uma espessura irregular. Na zona da incisão, foi detectado um defeito do epitélio tegumentar, ao longo dos bordos do qual as células epiteliais se encontravam em estado de descamação e necrose.

Na zona da incisão, a membrana de tecido conjuntivo frouxo da conjuntiva foi sujeita a alterações sob a forma de necrose fibrinóide e destruição das estruturas fibrosas e dos elementos celulares. Em resposta a esta alteração, desenvolveram-se alterações da circulação sanguínea sob a forma de vasodilatação e enchimento dos vasos sanguíneos, hemorragia perivascular e edema acentuado da substância intercelular da conjuntiva (Figura 8.2). Foram visualizados capilares dilatados com sinais de exsudação inflamatória no estroma conjuntival.

A superfície externa da esclera-episclera está sujeita a edema e afrouxamento, especialmente a sua camada solta, constituída por finas fibras de colagénio, está significativamente expandida. As suas estruturas fibrosas estavam num estado de edema mucoide e fibrinóide (Figura 8.3). Também se registava vasodilatação. A camada epixlera, constituída por tecido conjuntivo denso ou a chamada cápsula da ténue, está ligeiramente deformada com homogeneização focal das fibrilas de colagénio. O espaço da ténue está um pouco expandido e contém um líquido edematoso proteico.

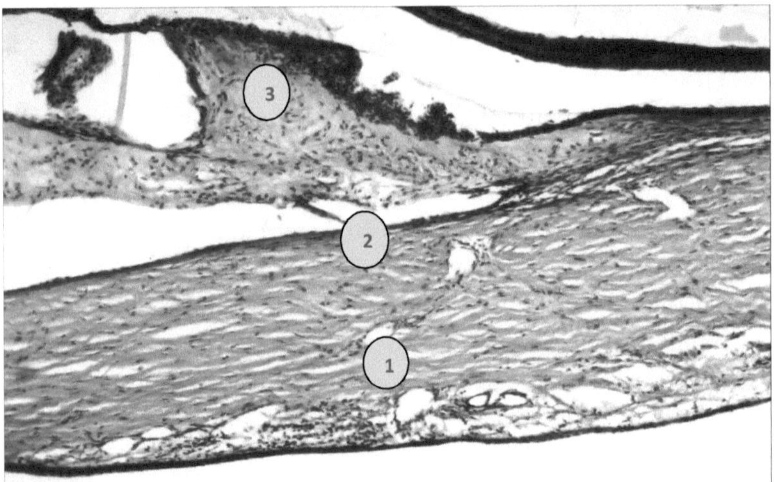

Figura 8.2. Grupo de controlo, após 2 semanas. Desenho geral da zona do membro do corpo ciliar. Esclera (1), membro (2), corpo ciliar (3). Coloração com hematoxilina e eosina. Ocular 10, objetiva 10.

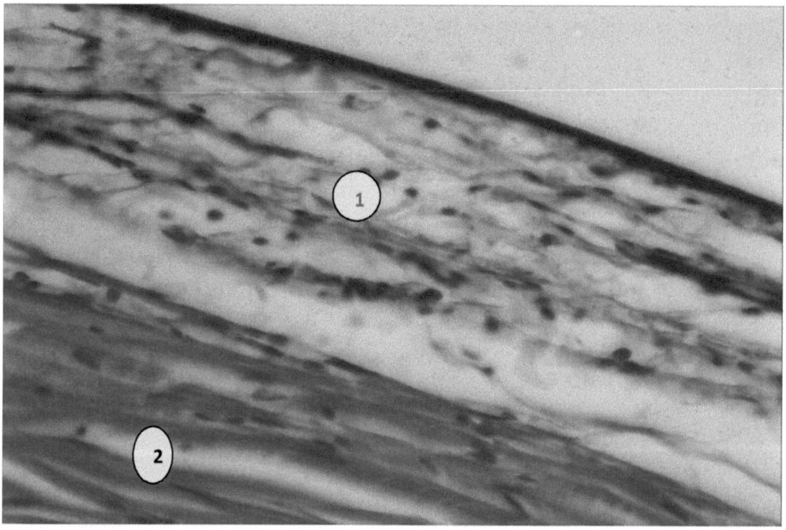

Figura 8.3. Grupo de controlo, após 2 semanas. Uma extensão do espaço de Tenon. Conjuntiva (1), esclera (2). Coloração com hematoxilina e eosina. Ocular 10, objetiva 40.

Os estudos histológicos em animais do grupo de controlo revelaram bordos multidireccionais de fibras de esclerótica excisadas que se projetavam para a cavidade intra-escleral. Verificou-se um certo desprendimento das fibras de colagénio da esclerótica, edema do seu interstício, tendo sido detectado um número moderado de elementos celulares, entre os quais predominavam os fibroblastos (Figura 8.4).

O exame microscópico da área da junção córneo-escleral ou do membro mostrou que esta área é fortemente vascularizada, os vasos sanguíneos estão dilatados e com sangue total. A sua participação no processo de inflamação manifestou-se por um aumento da atividade proliferativa dos endoteliócitos e pericitos, o tecido perivascular é edematoso, contém exsudado seroso com leucócitos isolados. O canal revestido pelo endotélio dos capacetes está ligeiramente expandido devido ao enchimento com humidade aquosa (Figura 8.5).

A parte anterior dilatada da membrana vascular propriamente dita, ao nível do cristalino, foi submetida a um grave edema e inchaço. O tecido conjuntivo do corpo ciliar está solto num estado de edema mucoide. Os vasos estão dilatados e com sangue abundante, registando-se a saída de glóbulos brancos para fora do leito vascular. Estruturas fibrosas constituídas principalmente por fibras elásticas e argirófilas num estado de inchaço e desprendimento (Fig. 5). Foram detectadas alterações reactivas, destrutivas e inflamatórias no epitélio do corpo ciliar.

Assim, os estudos histológicos mostraram que, nos animais do grupo de controlo, duas semanas após a realização da esclerectomia profunda (EEP), se observou na zona de intervenção cirúrgica o desenvolvimento de fenómenos de discirculação sob a forma de vasodilatação e enchimento dos vasos sanguíneos, hemorragia perivascular e edema pronunciado da substância intercelular, mais pronunciado na conjuntiva e na esclerótica. Durante este período da experiência, foi igualmente observado o desenvolvimento de uma inflamação exsudativa com diapedese de leucócitos no espaço perivascular.

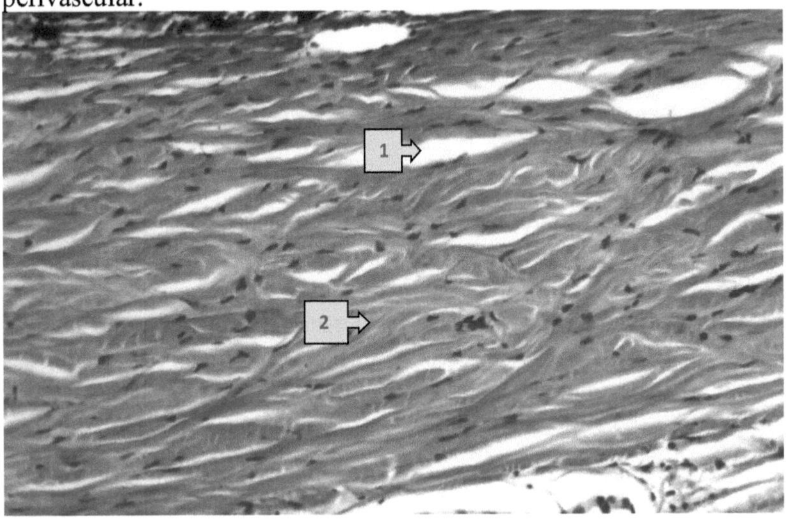

Figura 8.4. Grupo de controlo, após 2 semanas. Edema intersticial (1), afrouxamento dos feixes de colagénio (2) da esclerótica. Coloração com hematoxilina e eosina. Ocular 10, objetiva 40.

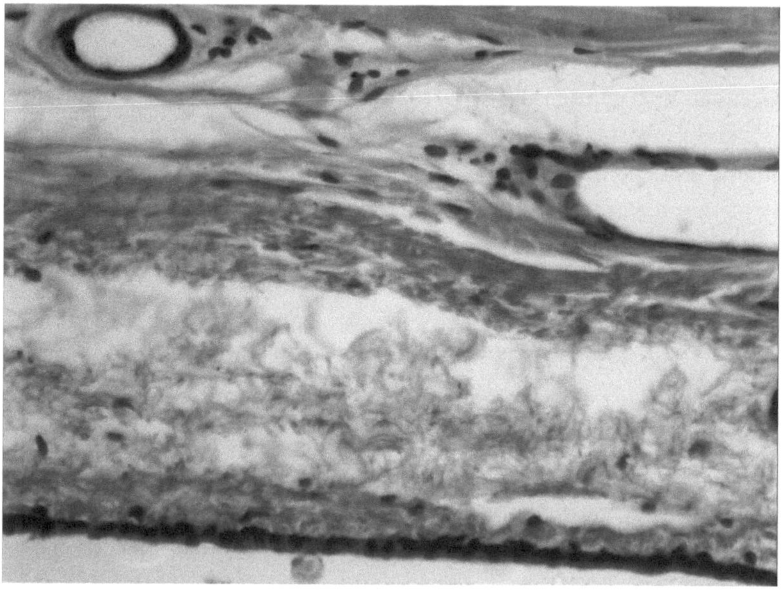

Figura 8.5. Grupo de controlo, após 2 semanas. Edema intersticial e dilatação dos capacetes dos canais da área do membro ocular. Coloração com hematoxilina eosina. Ocular 10, objetiva 40.

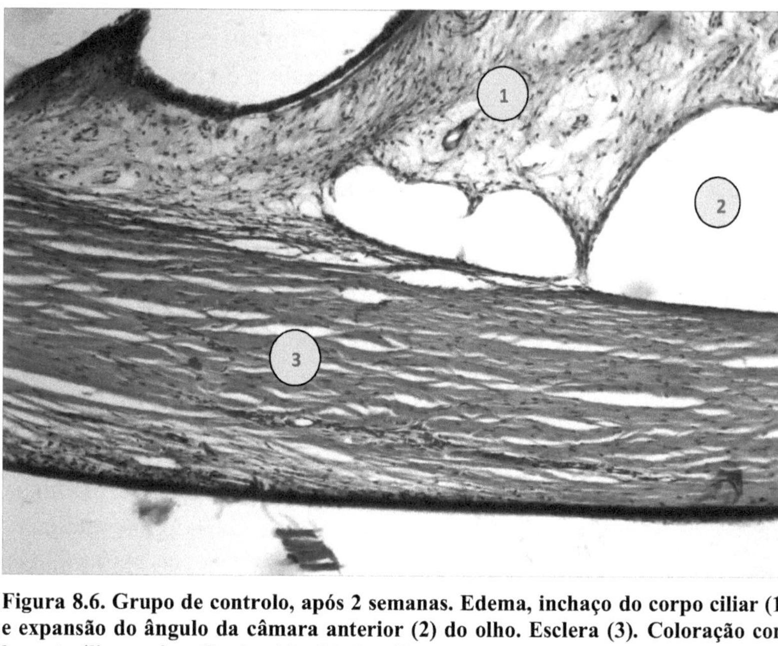

Figura 8.6. Grupo de controlo, após 2 semanas. Edema, inchaço do corpo ciliar (1) e expansão do ângulo da câmara anterior (2) do olho. Esclera (3). Coloração com hematoxilina eosina. Ocular 10, objetiva 40.

As alterações morfológicas mais pronunciadas nas estruturas dos tecidos do globo ocular foram observadas **4 semanas após uma operação anti-glaucomatosa** - esclerectomia profunda. Os resultados do estudo mostraram que, em comparação com os termos anteriores, durante este período do estudo, o epitélio conjuntival sofrerá fortes alterações destrutivas sob a forma de inchaço, descamação com a formação de múltiplos focos de erosão e úlceras superficiais (Figura 8.7). Sob o epitélio, a membrana basal está fortemente inchada, solta e infiltrada por leucócitos e macrófagos isolados. As estruturas fibrosas da membrana basal estavam num estado de separação fibrosa e lise.

Durante este período de experiência no campo da incisão, a membrana de tecido conjuntivo frouxo da conjuntiva foi sujeita a alterações inflamatórias completas e difusas. Por parte dos vasos conjuntivais, verificou-se o desenvolvimento de alterações discirculatórias sob a forma de vasodilatação e plenitude dos vasos sanguíneos, proliferação de células endoteliais e pericitos, aparecimento de um infiltrado inflamatório perivascular de leucócitos, linfócitos e macrófagos (Figura 8.8.). A inflamação proliferativa da conjuntiva foi acompanhada pela destruição das estruturas fibrosas e da substância intercelular, e o infiltrado inflamatório espalhou-se difusamente pela episclera, atingindo por vezes a esclera.

Em comparação com os termos anteriores do estudo, verificou-se um afrouxamento e lise mais acentuados das estruturas fibrosas da camada solta da episclera. A substância intersticial é edematosa, vacuolada em alguns locais, infiltrada por leucócitos e linfócitos (Figura 8.9.). Também foi detectado o afrouxamento da cápsula da tenda e a sua infiltração por células inflamatórias com homogeneização focal das fibrilas de colagénio. O espaço do tendão está expandido e contém células inflamatórias livres no lúmen.

4 semanas após a operação, observou-se uma deformação e um afrouxamento do tecido conjuntivo da esclerótica, a sua parte exterior estava infiltrada por células inflamatórias, a parte interior mantinha alguma densidade, mas foi detectado um edema focal do interstício.

As estruturas fibrosas estavam homogeneizadas, deformadas, tendo sido revelada uma elevada atividade proliferativa dos fibroblastos, o que indica os processos activos de fibrilogénese que conduzem ao desenvolvimento de estruturas fibrosas (Fig. 8.10).

Durante este período do estudo, a expansão do canal de Schlemm na região límbica persistiu, foi detectado um aumento da atividade proliferativa do endotélio, formou-se um infiltrado inflamatório linfo-histiocítico à volta do canal de Schlemm (Fig. 8.11.). As fibras de colagénio também estão soltas, homogeneizadas e deformadas, o interstício edematoso contém células inflamatórias isoladas.

O tecido conjuntivo frouxo do corpo ciliar está num estado de inchaço mucoide, os vasos estão dilatados e com sangue total, com a presença de um infiltrado inflamatório na parede. Estruturas fibrosas constituídas principalmente por fibras elásticas e argirófilas num estado de homogeneização e destruição. Na base do corpo ciliar existe um foco de infiltrado inflamatório constituído por leucócitos, linfócitos e macrófagos (Figura 8.12.). Sob o epitélio tegumentar, a membrana basal está fortemente edemaciada e infiltrada por células inflamatórias. Os processos ciliares estão inchados, deformados, o seu epitélio colunar tegumentar está espessado nalguns locais, noutras áreas está mais fino devido ao achatamento do epitélio. E também entre os processos, as dobras especiais são suavizadas devido ao edema e inchaço da base do tecido conjuntivo do corpo ciliar.

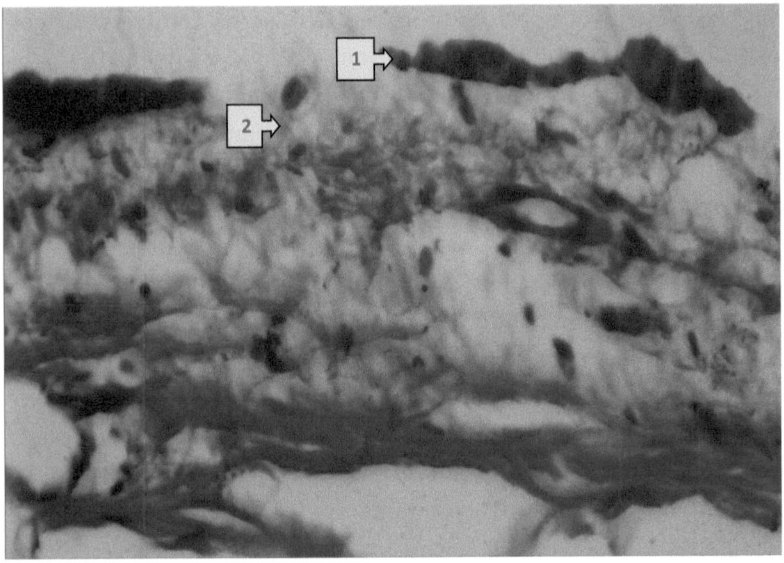

Figura 8.7. Grupo de controlo, após 4 semanas. Inchaço, descamação, erosão do epitélio tegumentar (1), destruição da membrana basal (2). Coloração com hematoxilina e eosina. Ocular 10, objetiva 40.

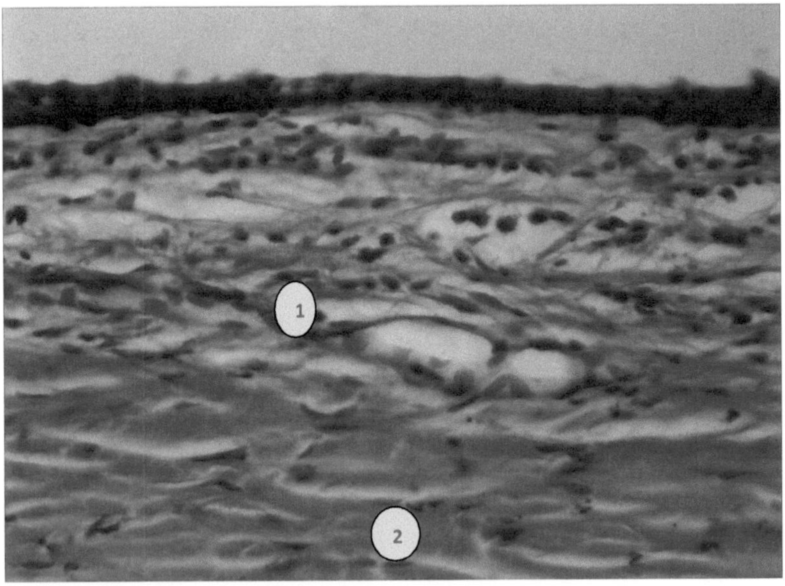

Figura 8.9. Grupo de controlo, após 4 semanas. Afrouxamento e infiltração inflamatória tanto da camada solta (1) como da camada densa (2) da episclera. Coloração com hematoxilina eosina. Ocular 10, objetiva 40.

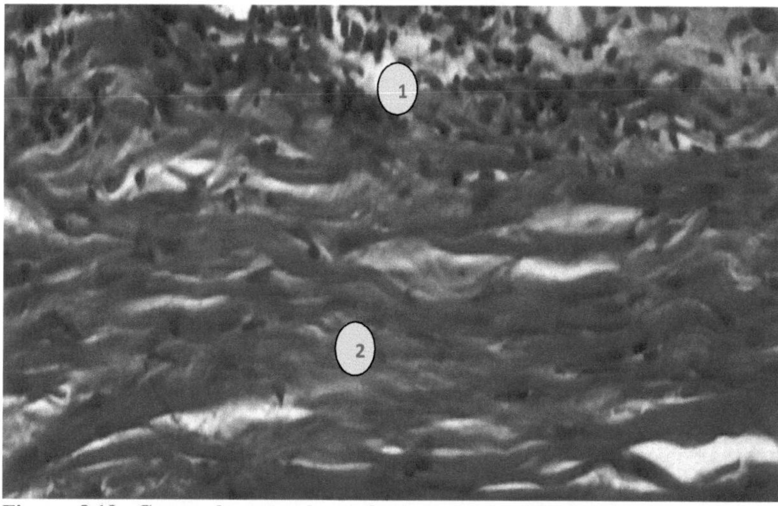

Figura 8.10. Grupo de controlo, após 4 semanas. Afrouxamento e infiltração inflamatória (1) da parte exterior, homogeneização das fibras da esclerótica (2). Coloração com hematoxilina-eosina. Ocular 10, objetiva 40.

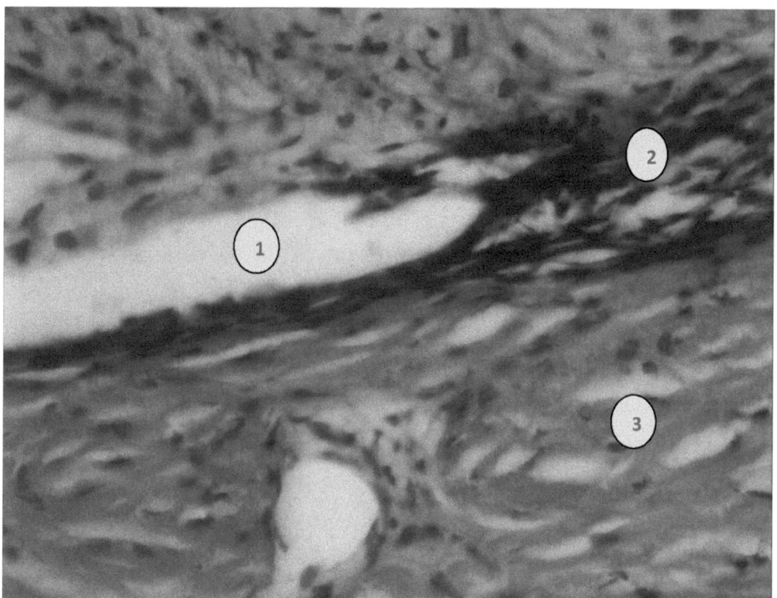

Figura 8.11. Grupo de controlo, após 4 semanas. Estreitamento do FSI (1), inflamação na sua circunferência (2), deformação e homogeneização das fibras de colagénio (3). Coloração com hematoxilina e eosina. Ocular 10, objetiva 40.

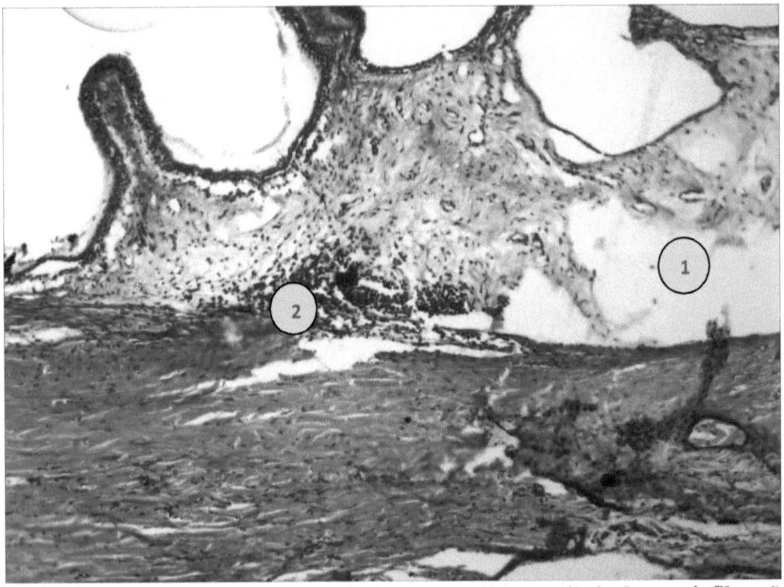

Figura 8.12. Grupo de controlo, após 4 semanas. Edema (1), inchaço e infiltração inflamatória (2) do corpo ciliar. Coloração com hematoxilina eosina. Ocular 10, objetiva 40.

Assim, ao fim de 4 semanas, todas as estruturas tecidulares da área de intervenção cirúrgica se caracterizavam pelo desenvolvimento de um processo inflamatório, morfologicamente manifestado por infiltrado inflamatório, dilatação e enchimento dos vasos sanguíneos, neoangiogénese. A inflamação proliferativa da válvula escleral e da circunferência da cavidade intra-escleral foi acompanhada pela destruição das estruturas fibrosas e da substância intercelular com disseminação difusa do infiltrado inflamatório e estreitamento da cavidade intra-escleral.

6 semanas após a operação sem tratamento, desenvolvem-se alterações patológicas gerais em todas as estruturas de tecido da área da ferida cirúrgica, manifestadas por processos destrutivos, inflamatórios e reparadores. Ao mesmo tempo, o processo inflamatório termina com necrose fibrinóide e esclerose.

Na 6ª semana do estudo, as alterações destrutivas e desregenerativas persistiam no epitélio tegumentar. Tal como nos períodos anteriores do estudo, foram detectados múltiplos focos de erosão e defeitos ulcerativos. Na área dos defeitos, os tecidos subjacentes, incluindo a membrana basal e a sua própria placa de tecido conjuntivo, encontravam-se num estado de destruição, decomposição e infiltração por células inflamatórias (Figura 8.13).

A membrana de tecido conjuntivo frouxo da conjuntiva está infiltrada por células linfo-histiocíticas, havendo um crescimento excessivo de tecido conjuntivo (Fig. 8.14.).

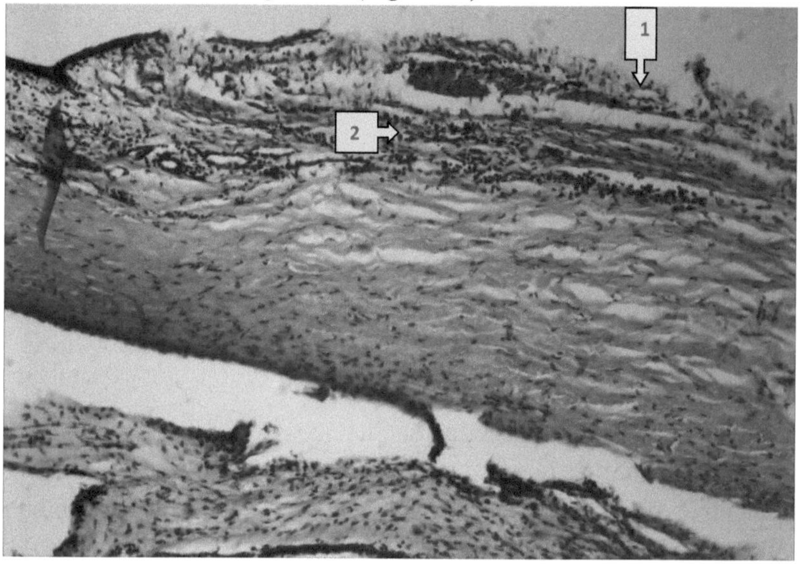

Figura 8.13. Grupo de controlo, após 6 semanas. A ausência do epitélio tegumentar (1), a proliferação de tecido conjuntivo inflamatório (2) em todas as camadas da parede do olho. Coloração com hematoxilina e eosina. Ocular 10, objetiva 10.

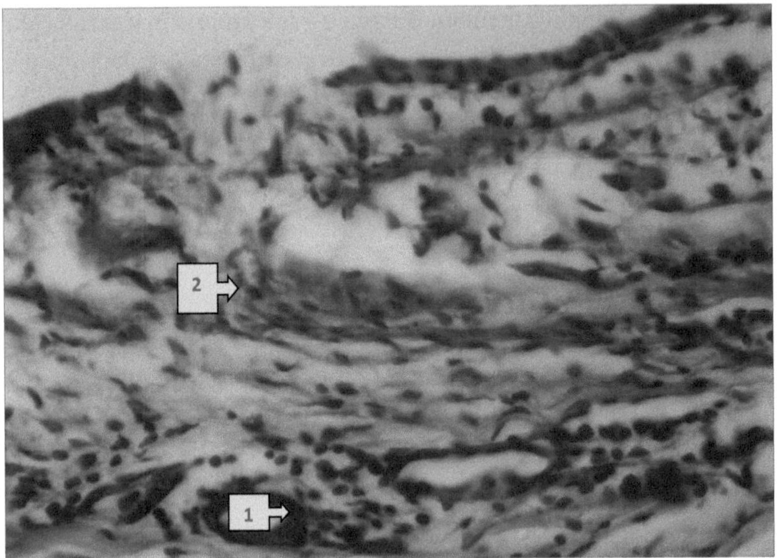

Figura 8.14. Grupo de controlo, após 6 semanas. Infiltração proliferativa difusa (1) e crescimento excessivo de tecido conjuntivo (2) da conjuntiva. Coloração com hematoxilina eosina. Ocular 10, objetiva 40.

A partir da camada densa da conjuntiva, observou-se o desenvolvimento de tecido de granulação com a formação de tecido conjuntivo fibrosante maduro, que termina em cicatriz. Na fronteira com a episclera, prevaleceram fenómenos dyscirculatórios e proliferativos sob a forma de vasodilatação e plenitude dos vasos sanguíneos, proliferação de células endoteliais e pericitos, infiltrado inflamatório perivascular de células linfo-histiocíticas. Durante este período do estudo, a inflamação proliferativa também persistiu, acompanhada pela destruição das estruturas fibrosas e da substância intercelular e espalhou-se para a episclera. O exame histoquímico revelou estruturas fibrosas pironinófilas na episclera conjuntival como parte do infiltrado inflamatório, o que indica o crescimento de tecido conjuntivo na área de acomodação cirúrgica (Fig. 8.15).

Na 6.ª semana após a esclerectomia profunda, verificou-se uma progressão das alterações fibrinóides. A substituição completa da camada solta da episclera por um infiltrado inflamatório foi revelada, as fibras de colagénio foram transformadas em estruturas fibrosas grosseiras (Fig.15). Foi igualmente observada uma inflamação proliferativa dos vasos sanguíneos sob a forma de espessamento das suas paredes devido a hiperplasia das células endoteliais e infiltrado inflamatório perivascular. A cápsula da espiga não diferia devido à presença de um infiltrado inflamatório e à formação de tecido fibroso grosseiro. O espaço do tendão não foi visualizado devido à fusão das estruturas fibrosas da episclera com as fibras da esclera.

Os resultados do exame microscópico da esclerótica mostraram que, durante este período da experiência, o afrouxamento do tecido conjuntivo denso da esclerótica se tornou mais pronunciado em comparação com os períodos anteriores do estudo. Foram identificados focos onde as estruturas fibrosas densas da esclera se transformaram em estruturas fibrosas grosseiras e soltas (Fig. 8.16).

No espaço inter-fibroso, tal como no período anterior, foram encontrados fibroblastos hipertrofiados com citoplasma vacuolizado, o que indica um aumento da sua função de síntese proteica.

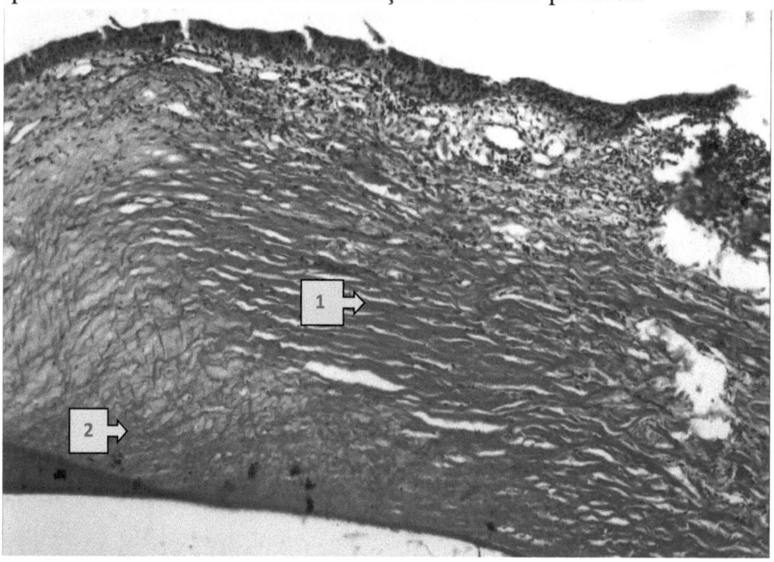

Figura 8.15. Grupo de controlo, após 6 semanas. Predomínio de estruturas fibrosas pironinófilas (1) no infiltrado inflamatório e fibrose (2) da esclerótica. Coloração com hematoxilina eosina. Ocular 10, objetiva 20.

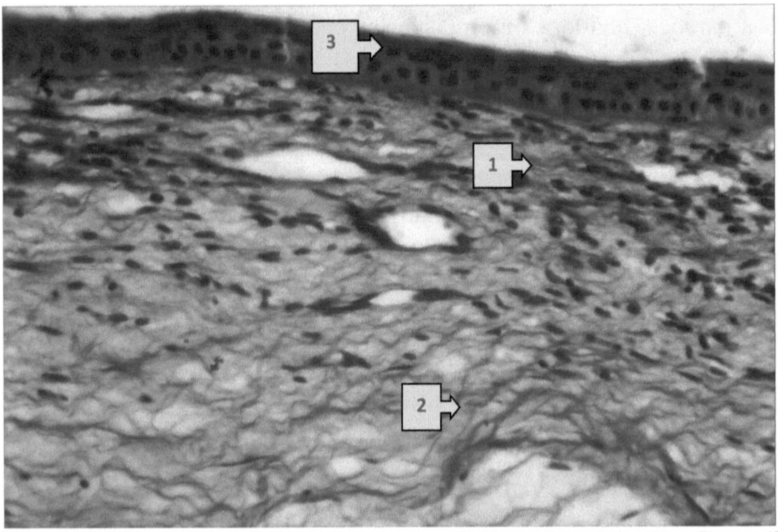

Figura 8.16. Grupo de controlo, após 6 semanas. Inflamação crónica (1) e fibrose (2) da episclera, estreitamento do espaço tenoniano. Epitélio tegumentar (3). Coloração com hematoxilina e eosina. Ocular 10, objetiva 40.

Durante este período do estudo, foi observado o estreitamento do canal de Schlemm na região límbica devido ao espessamento da sua parede devido à proliferação de células endoteliais e à proliferação de tecido conjuntivo inflamatório no seu círculo. Foi visualizada uma infiltração proliferativa de células endoteliais e pericitos no lúmen de alguns deles (Fig. 8.16). As fibras de colagénio desta zona estavam deformadas, compactadas, por vezes fibrosadas, e havia células proliferativas e inflamatórias isoladas no interstício.

Na imagem geral da zona cirúrgica da parede ocular, verifica-se que quase todas as camadas são dominadas por processos reparadores sob a forma de crescimento excessivo de tecido conjuntivo. O epitélio tegumentar está irregularmente espessado e hiperpigmentado. O retalho cirúrgico é representado por um tecido conjuntivo inflamatório sem estrutura, sendo preservado um espaço não cicatrizado entre eles pela esclerótica. Há um estreitamento do canal de Schlemm na área do membro, a presença de tecido fibroso penetrante é determinada a partir do corpo ciliar (Fig. 8.17.), que por um lado penetra na espessura da esclera, por outro lado estende-se ao corpo ciliar.

Neste momento do estudo, o corpo ciliar encontra-se deformado, esclerosado e hiperpigmentado. A sua base de tecido conjuntivo, em comparação com os dados dos períodos de estudo anteriores, encontra-se significativamente compactada devido ao infiltrado inflamatório e à proliferação de tecido conjuntivo fibrosante. Verifica-se um aumento do conteúdo de células pigmentares no tecido conjuntivo do corpo ciliar.

Simultaneamente, o epitélio tegumentar do corpo ciliar e os seus processos ciliados estão espessados e fortemente hiperpigmentados. Na zona do ângulo da câmara anterior do olho, há uma destruição e rutura das estruturas teciduLares do corpo ciliar (Fig. 8.18).

Estudos histoquímicos mostraram que, durante este período da experiência, os processos de proliferação do tecido conjuntivo, sob a forma de um aumento do número de estruturas fibrosas pironinófilas, prevaleceram no corpo ciliar, bem como noutras partes da parede do olho (Fig. 8.19).

Assim, 6 semanas após a esclerectomia profunda, formou-se uma cicatriz rugosa de tecido conjuntivo fibroso na área da cavidade intra-escleral, penetrando tanto em direção à válvula escleral como atingindo o membro e o corpo ciliar. No retalho escleral também se observou adelgaçamento, deformação das estruturas tecidulares e maturação do colagénio com degeneração em tecido fibroso grosseiro.

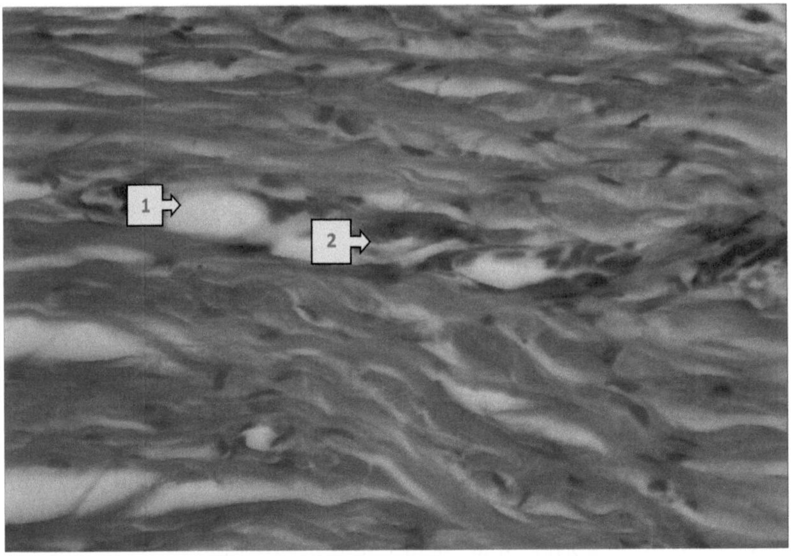

Figura 8.17. Grupo de controlo, após 6 semanas. Estreitamento do lúmen do FSI (1) devido à proliferação celular e ao aparecimento de um infiltrado inflamatório (2). Coloração com hematoxilina eosina. Ocular 10, objetiva 40.

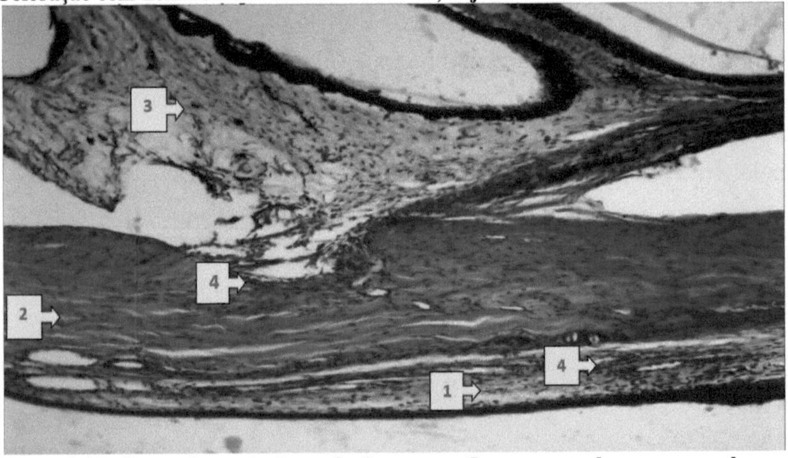

Figura 8.18. Grupo de controlo, após 6 semanas. Imagem geral, a presença de um infiltrado inflamatório-repticivo difuso em todas as camadas da parede do olho e no corpo ciliar. A conjuntiva (1), com a formação da estrutura sintáctica dos enunciados (2), o corpo ciliar (3), ficará inflamado. infiltrado (4). Coloração com hematoxilina eosina. Ocular 10, objetiva 10.

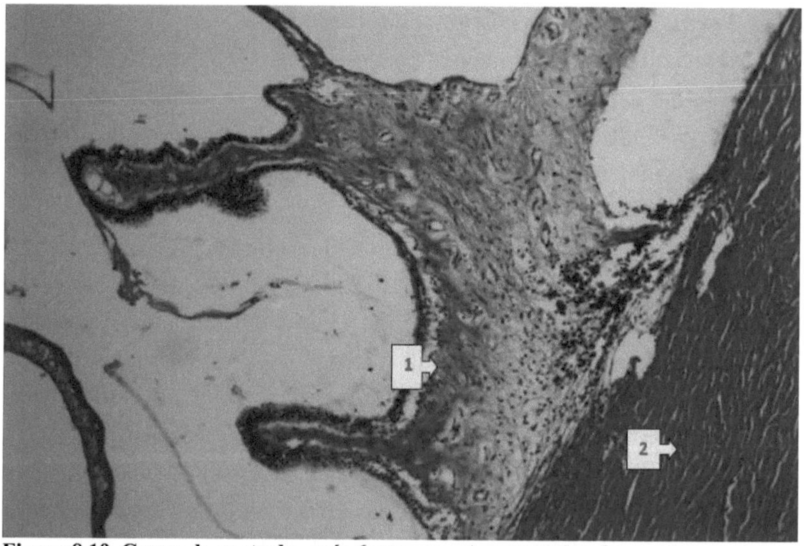

Figura 8.19. Grupo de controlo, após 6 semanas. Aumento do número de estruturas fibrosas pironinófilas da esclerótica (1) e do tecido conjuntivo do corpo ciliar (2). Coloração com hematoxilina e eosina. Ocular 10, objetiva 10.

8.2. Caraterísticas morfológicas da regeneração reparadora após esclerectomia profunda na zona do limbo ocular com recurso a laserterapia de alcance IR.

De acordo com os resultados do nosso estudo, a colocação cirúrgica antiglaucomatosa em coelhos provocou uma inflamação asséptica estereotipada, incluindo alterações locais sob a forma de alteração, exsudação e proliferação, o que é consistente com os dados da literatura. A resposta inflamatória ao traumatismo cirúrgico, acompanhada de cicatrização grosseira na área de intervenção cirúrgica, é uma das principais razões para a redução do efeito das operações anti-glaucoma. Tendo uma ideia das alterações patológicas inerentes aos tecidos oculares em resposta a uma lesão operatória, é possível realizar medidas preventivas atempadas com o objetivo de otimizar o processo de cicatrização sem cicatrizes rugosas. Para o efeito, estudámos o efeito dinâmico da gama de laser IR sobre o estado estrutural dos tecidos oculares de animais experimentais submetidos a esclerectomia profunda.

2 semanas após a cirurgia e a terapia laser.

Os resultados experimentais mostraram que, no terceiro dia após a operação e a exposição aos raios laser em todas as camadas da parede ocular, as alterações discirculatórias e edematosas-destrutivas persistiam nos animais experimentais, mas eram menos pronunciadas (Fig. 8.20.).

A conjuntiva está edemaciada, inchada devido ao desenvolvimento de alterações discirculatórias e exsudação, mas todos os seus componentes estruturais: o epitélio tegumentar, a base de tecido conjuntivo frouxo e as estruturas fibrosas estão preservados. Existe apenas um afrouxamento das estruturas fibrosas e um inchaço da substância intercelular (Fig. 8.21). Em comparação com as informações do grupo de controlo do estudo, não foram revelados sinais morfológicos de um processo inflamatório ativo, o que aparentemente está associado ao efeito anti-inflamatório do laser.

Edema da episclera, edema focal do interstício da própria substância da esclera (Fig. 8.22), afrouxamento e desprendimento de parte das fibras de colagénio e alguns fibroblastos intersticiais em estado de atividade proliferativa foram determinados na zona de colocação cirúrgica.

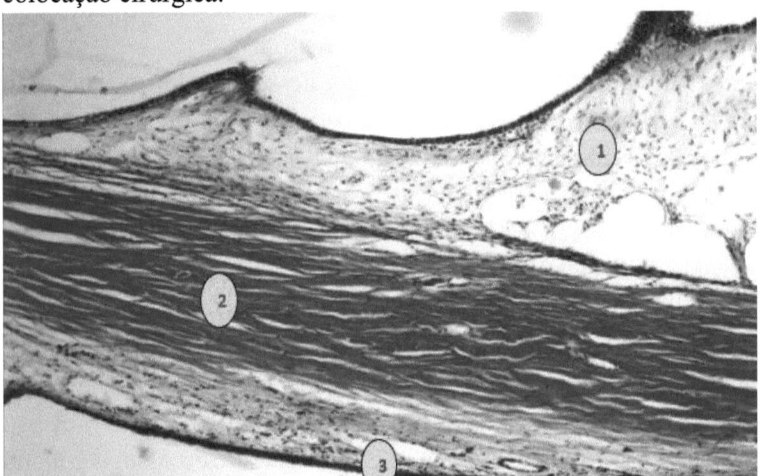

Figura 8.20. Grupo com terapia laser, após 2 semanas. Preservação da histoestrutura de todas as camadas da parede ocular com a presença de um pequeno edema. Corpo ciliar (1), esclera (2), conjuntiva (3). Ok: Van Gieson. Ocular 10, objetiva 10.

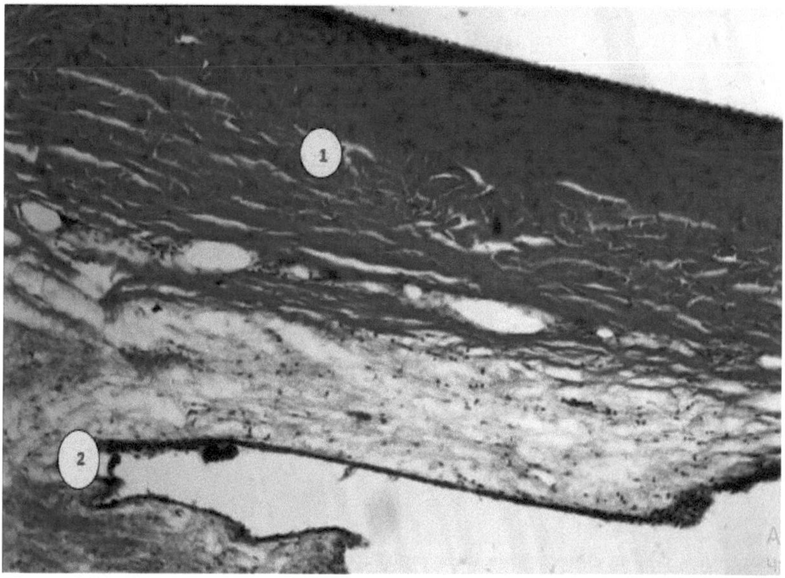

Figura 8.21. Grupo com terapia laser, após 2 semanas. Inchaço e desprendimento da conjuntiva sem sinais de inflamação. Esclera (1), conjuntiva (2). Ok: Van Gieson. Ocular 10, objetiva 10.

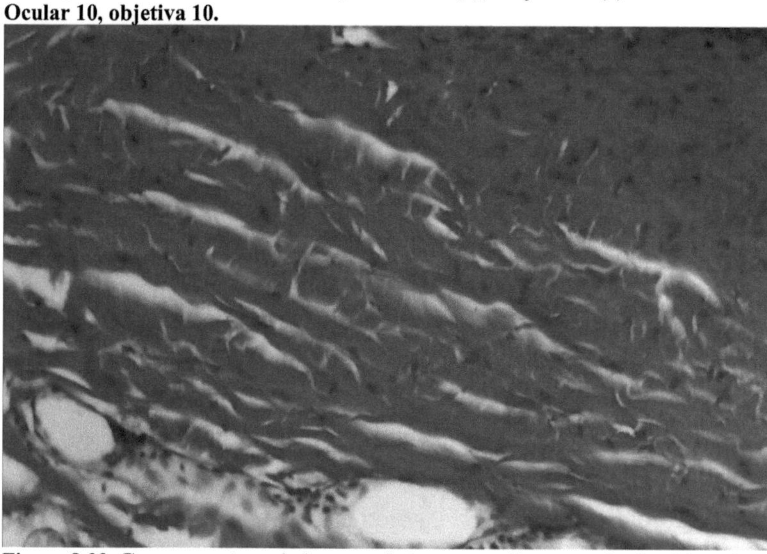

Figura 8.22. Grupo com terapia laser, após 2 semanas. Preservação dos feixes densos de fibras de colagénio da esclerótica com edema intersticial ligeiro. Coloração com hematoxilina-eosina. Ocular 10, objetiva 40.

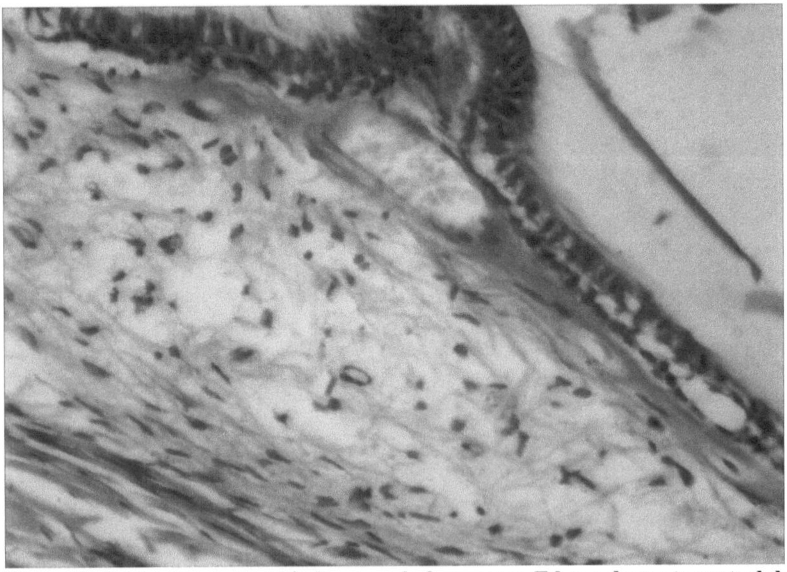

Figura 8.23. Grupo com terapia laser, após 2 semanas. Edema da parte central do corpo ciliar com uma disposição desordenada de fibras e células. Coloração com hematoxilina-eosina. Ocular 10, objetiva 40.

O exame microscópico da área da junção córneo-escleral mostrou uma expansão do canal de Schlemm, um aumento da atividade proliferativa das células endoteliais vasculares. Foram visualizados espaços edematosos adicionais na circunferência do canal de Schlemm.

Na parte central do corpo ciliar, havia edema e afrouxamento do tecido conjuntivo, vasodilatação com edema perivascular, uma disposição desordenada das células, as fibras de colagénio localizadas sob o epitélio são densas, sem sinais de edema e afrouxamento (Fig. 8.23). O epitélio mantém a sua estrutura de duas camadas e a sua camada basal está algo edemaciada e solta, a camada superficial tem células epiteliais densamente localizadas.

Assim, os estudos morfológicos experimentais mostraram que não foram detectadas alterações patológicas na estrutura dos tecidos oculares não associadas à colocação cirúrgica nos animais experimentais tratados com PDT. Além disso, em contraste com os animais do grupo de controlo, as alterações destrutivas, discirculatórias e inflamatórias foram menos pronunciadas nos elementos estruturais da zona de intervenção cirúrgica, o que aparentemente está associado ao efeito anti-inflamatório da gama de laser IR. Na almofada de filtração, na válvula escleral e à volta da cavidade intra-escleral, praticamente não se observaram alterações, apenas se determinou a expansão e a plenitude dos vasos sanguíneos, edema e afrouxamento da substância intersticial, o que pode ser o resultado do efeito positivo da terapia laser sob a forma de ativação da microcirculação sanguínea e aumento do nível de suporte trófico dos tecidos.

6 semanas após a cirurgia e a terapia laser.

De acordo com os resultados do exame histológico, os períodos tardios (6 semanas após a cirurgia de laserterapia) de observação foram caracterizados por quase nenhuma alteração inflamatória, processos fibroplásticos menos pronunciados, alguma restauração da estrutura dos elementos do tecido, melhoria do sistema de drenagem do olho, ausência de colagénio maduro e presença de apenas tecido conjuntivo fibroso frouxo na parede do ISC, ao contrário do grupo de animais de controlo do mesmo período de observação.

A imagem geral (Fig. 8.24) mostra que a conjuntiva está solta, o seu ligeiro inchaço é revelado, o espaço do tendão é preservado no episclere. Os feixes de fibras de colagénio da esclerótica têm uma estrutura fibrilar normal; em alguns locais, é detectado edema focal da esclerótica intersticial. A presença de numerosos espaços-fonte, alguma expansão do canal de Schlemm e do ângulo da câmara anterior indicam a preservação do sistema de drenagem do olho. Verifica-se um aumento da atividade proliferativa dos fibroblastos da esclerótica sob a forma de hipertrofia e hipercromasia das estruturas nucleares, bem como um aumento da pigmentação do tecido conjuntivo e do epitélio tegumentar do corpo ciliar.

O epitélio tegumentar da conjuntiva mantém a sua estrutura de duas camadas, o seu estroma de tecido conjuntivo está solto com algum afrouxamento das estruturas de colagénio e expansão do lúmen dos vasos sanguíneos e linfáticos. Na zona da fronteira com a episclera, os vasos estão dilatados e o espaço perivasal está infiltrado por um pequeno número de células linfo-histiocíticas (Fig. 8.25).

Durante este período do estudo, a episclera de duas camadas foi preservada, e a sua camada exterior solta estava um pouco expandida, a camada interior constituída por tecido conjuntivo denso estava um pouco deformada com homogeneização focal de fibrilas de colagénio. Há uma restauração quase completa da estrutura dos tecidos da esclera, enquanto a atividade proliferativa dos fibroblastos é menos pronunciada.

Na área do membro, a preservação de pequenas alterações inflamatórias-reparativas e hiperplásicas é determinada, a rede de drenagem trabecular do membro é representada por numerosos canais, cuja parede é coberta por células endoteliais diferenciadas (Fig. 8.26).

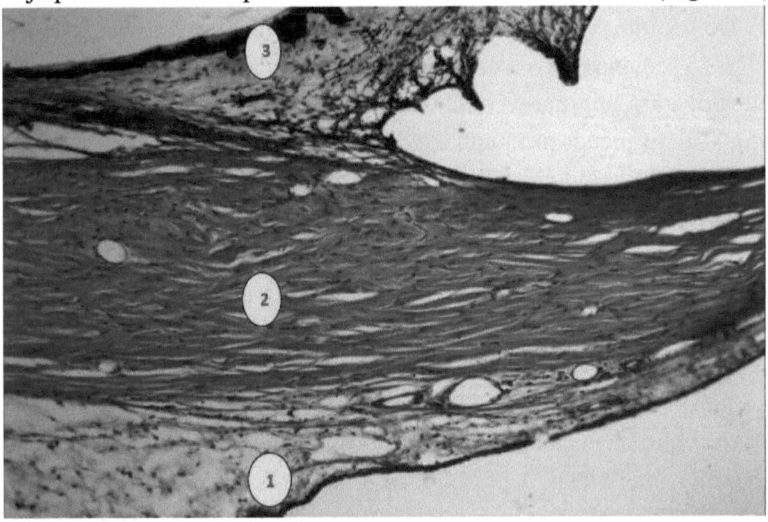

Figura 8.24. O grupo com terapia laser, após 6 semanas. Pequenas alterações sob a forma de descolamento da conjuntiva (1), descolamento da esclerótica (2), hiperpigmentação do corpo ciliar (3). Coloração com hematoxilina-eosina. Ocular 10, objetiva 10.

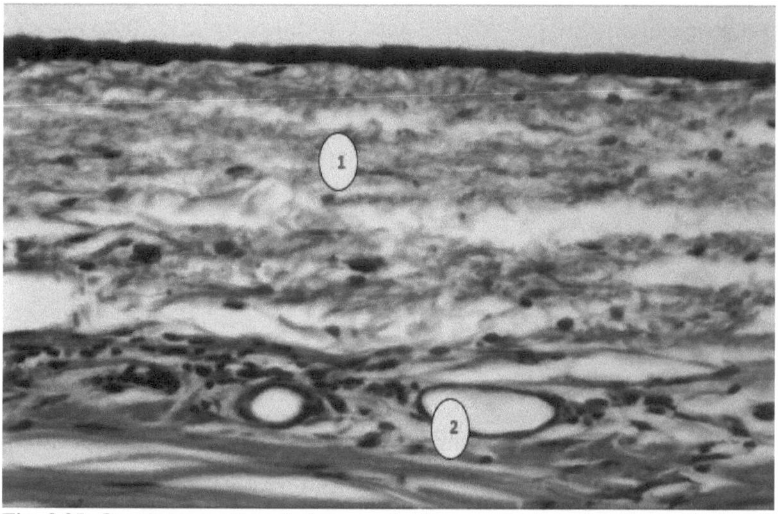

Fig. 8.25. O grupo com terapia laser, após 6 semanas. A conjuntiva está solta (1), com pequenas células, vasodilatação na fronteira com a episclera (2). Coloração com hematoxilina e eosina. Ocular 10, objetiva 40.

A organização estrutural do corpo ciliar foi menos danificada em comparação com o grupo sem terapia laser. As alterações reactivas, destrutivas e inflamatórias nas células epiteliais do corpo ciliar estão praticamente ausentes, detectando-se apenas um pequeno inchaço e afrouxamento da camada basal e hiperpigmentação da camada superficial do epitélio do corpo ciliar. O estroma do corpo ciliar contém numerosos vasos de paredes finas (Fig. 8.27). A presença de numerosos vasos de paredes finas cobertos por uma única camada de células endoteliais com um lúmen largo indica um aumento da função excretora da humidade ocular no lúmen da câmara ocular.

Assim, 6 semanas após a operação, as alterações microscópicas foram caracterizadas pela ausência de processos inflamatórios e pela restauração quase completa da estrutura dos tecidos da esclera, o corpo ciliar. Verificou-se uma restauração completa da estrutura das fibras de colagénio e da estrutura laminar da esclerótica. A cavidade intra-escleral está bem conservada, a sua parede não apresenta sinais de inflamação, esclerose e fibromatose, notando-se a ausência de colagénio maduro. Os tecidos circundantes são representados por tecido conjuntivo fibroso frouxo, rico em vasos de paredes finas. Não foram detectadas alterações patológicas nas estruturas do olho nem efeitos secundários da PDT ao longo da experiência.

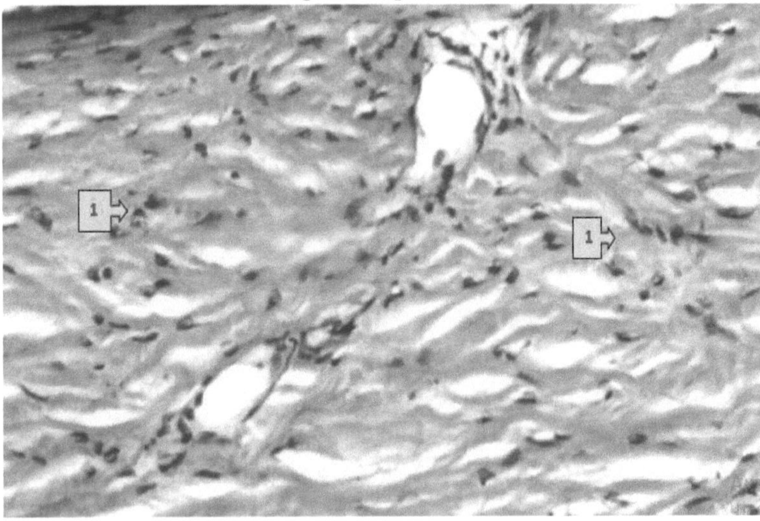

Fig. 8.26. O grupo com terapia laser, após 6 semanas. Dilatação dos capacetes do canal, proliferação moderada de fibroblastos (1). Coloração com hematoxilina e eosina. Ocular 10, objetiva 40.

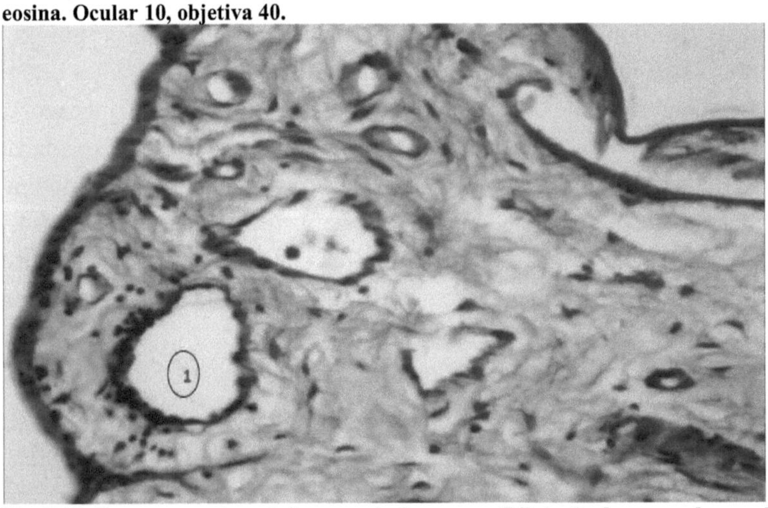

Fig. 8.27. O grupo com terapia laser, após 6 semanas. Dilatação dos vasos de paredes finas (1) do estroma do corpo ciliar. Ok: G-E. Uv: aprox. 10, vol. 40.

Capítulo IX ANÁLISE DOS RESULTADOS DO TRATAMENTO COMBINADO DE PACIENTES DESENVOLVIDO COM NVG

9.1. Caraterísticas clínicas e funcionais do órgão visual dos pacientes

Observámos 91 doentes (91 olhos) com GNV em estádio II e III com PIO elevada e síndrome de dor. Os pacientes foram divididos em 3 grupos.

O primeiro grupo (controlo) era constituído por 32 doentes (32 olhos), nos quais foi realizada uma cirurgia antiglaucomatosa e foram administrados medicamentos anti-hipertensores de vários grupos (fotil forte, azarga, timolol) prescritos pelo médico assistente antes da admissão no hospital.

O segundo grupo (1 principal) era constituído por 30 (30 olhos) doentes, aos quais foi instilado o medicamento brimoptik 1-2 gotas, 2 vezes por dia, 5 dias antes da operação.

O terceiro grupo (2 principais) era constituído por 29 (29 olhos) doentes, nos quais foi instilado brimoptic antes da operação, mas após a operação foi imediatamente prescrita irradiação fotodinâmica com um dispositivo doméstico ALT Vostok.

Tonometria. Os indicadores das posições iniciais do oftalmotonus nos doentes dos três grupos estavam aproximadamente ao mesmo nível (Tabela 9.1).

Tabela 9.1.

Nível basal da PIO em doentes com NVG

Grupos de doentes examinados	Fases	Quantidade de olhos	Nível da PIO (em mmHg)
Controlo	II	16	30,9±2,1
	III	16	36,9±1,6
I Principal	II	15	31,3±1,8
	III	15	37,3±1,8
II Principal	II	14	31,2±1,3
	III	15	36,3±1,2

Acuidade visual. Os indicadores de acuidade visual inicial nos doentes dos grupos de controlo e I, II (91 doentes, 91 olhos) com NVG antes da cirurgia variaram de projeção de luz incorrecta a 0,07 com correção (Tabela 9.2.).

Dependendo da fase da doença, o valor médio da acuidade visual diferia: na fase II, ambos os grupos principais eram 0,05±0,01, mas na fase III, o valor médio da acuidade visual estava dentro de Pr.l.incertae. No grupo de controlo, os indicadores de acuidade visual quase não se distinguiram dos grupos principais e variaram entre Pr.l.incertae e 0,06±0,01 nas fases III e II, respetivamente.

Quadro 9.2

Acuidade visual dos doentes com GVN

Grupos de doentes examinados					
Grupo de controlo		***I grupo principal***		***II grupo principal***	
fase		***fase***		***fase***	
II	***III***	***II***	***III***	***II***	***III***
0,06±0,01	***Pr.l.incert.***	***0,05±0,01***	***Pr.l.incert.***	***0,05±0,01***	***Pr.l.incert.***

Quadro 9.3

Resultados do exame biomicroscópico dos doentes antes da cirurgia

Sintomas	***Controlo abs. (%)***	***I Principais abs. (%)***	***II Principais abs. (%)***	***Total abs. (%)***
Injeção congestiva dos vasos conjuntivais	*24 (75,0)*	*22 (73,3)*	*29 (100,0)*	*75 (82,4)*
Distrofia epitelial-endotelial da córnea	*3 (9,4)*	*4 (13,3)*	*5 (17,2)*	*12 (13,2)*
Edema da córnea	*21 (65,6)*	*23 (76,7)*	*22 (75,9)*	*66 (72,5)*
Espinho da córnea vascularizado	*4 (12,5)*	*3 (10,0)*	*2 (6,9)*	*9 (9,9)*
Rubeose da íris	*30 (93,8)*	*26 (86,7)*	*28 (96,6)*	*84 (92,3)*
Síndrome pseudoexfoliativa	*6 (18,8)*	*7 (23,3)*	*5 (17,2)*	*18 (19,8)*

Sinéquias planas anteriores e posteriores	*13 (40,6)*	*12 (40,0)*	*15 (51,7)*	*40 (44,0)*
Catarata complicada	*9 (28,1)*	*8 (26,7)*	*9 (31,0)*	*26 (28,6)*

Biomicroscopia. A biomicroscopia revelou várias alterações no segmento anterior do olho em doentes com glaucoma neovascular: os sintomas biomicroscópicos mais comuns foram a rubeose da íris (84 olhos - 92,5%), seguida de injeção congestiva dos vasos conjuntivais 82,4%, edema da córnea (66 olhos - 72.5%), sinéquias planares anteriores e posteriores (40 olhos - 44,0%), catarata complicada (26 olhos - 28,6%), síndrome pseudoexfoliativa (18 olhos - 19,8%), distrofia corneana epitelial-endotelial (12 olhos - 13,2%) e catarata corneana vascularizada (9 olhos - 9,9%). Os resultados do exame biomicroscópico dos doentes antes da cirurgia são apresentados na Tabela 9.3.

Com a **biometria por ultrassom** dos pacientes com NVG em três grupos, o segmento anterior-posterior do olho foi em média 23,29 ± 0,17 mm (de 22,58 a 23,93 mm). O exame ultrassonográfico B revelou a presença de destruição acentuada do corpo vítreo em 76 (83,5%) dos 91 casos, enquanto em 6 (6,6%) casos foram visualizadas alterações distróficas do tipo "chuva dourada". O descolamento do vítreo posterior de gravidade variável foi detectado em 52 (57,1%) olhos de doentes dos três grupos (Fig. 9. 1, 9.2).

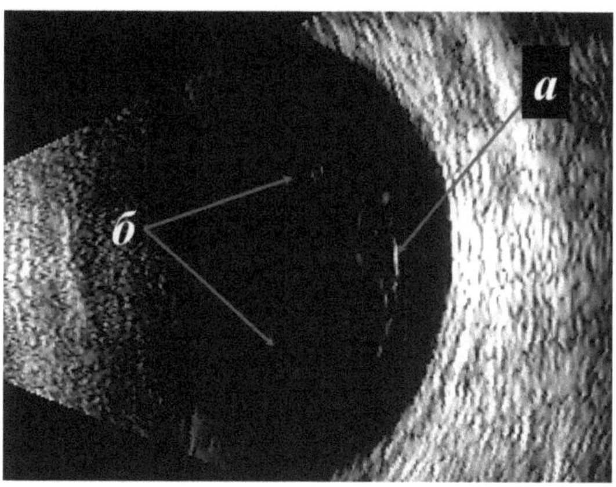

descolamento do vítreo a-posterior

b - destruição do corpo vítreo

Figura 9.1. Ecografia B do doente D, 48 anos de idade, com glaucoma neovascular de estádio III.

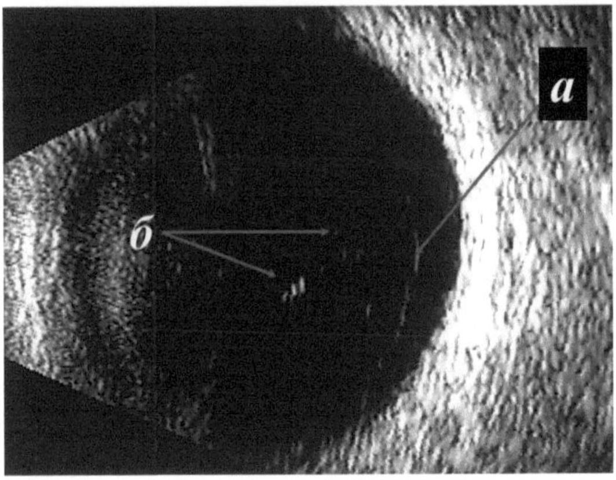

descolamento do vítreo a-posterior

b - destruição do corpo vítreo

Fig. 9.2. Ecografia B de um doente de 59 anos com glaucoma neovascular de estádio III.

A síndrome da dor de intensidade variável ocorreu em 89 dos 91 doentes (97,8%), o que contribuiu para o desenvolvimento da astenização mental dos doentes com glaucoma neovascular, introduzindo restrições na atividade vital, reduzindo ou causando incapacidade nos doentes. Os resultados da avaliação da síndrome da dor em doentes com GVN antes da cirurgia de Fischer são apresentados na Tabela 9.4.

Quadro 9.4

Síndrome de dor em pacientes com NVG de acordo com Fischer

Pontuação	Grupos de doentes examinados											
	Grupo de controlo				I grupo principal				II grupo principal			
	fase				fase				fase			
	II		III		II		III		II		III	
	n	Σ	n	Σ	n	Σ	n	Σ	n	Σ	n	Σ
0	0	0	0	0	0	0	1	0	0	0	1	0
	1	0	1	0	4	0	4	0	4	0	2	0
1	2	2	2	2	1	1	1	1	1	1	1	1
	2	2	2	2	4	4	2	2	3	3	4	4
2	3	6	2	4	3	6	2	4	2	4	2	4
	3	6	2	4	2	4	3	6	2	4	4	8
3	5	15	5	15	5	15	4	12	4	12	3	9
	3	9	3	9	2	6	3	9	2	6	2	6
4	6	24	7	28	6	24	7	28	7	28	8	32
	7	28	8	32	3	12	3	12	3	12	3	12
Total	16	47	16	49	15	46	15	45	14	45	15	46
		45		47		26		29		25		30

Nota: n é o número de doentes; Σ é a soma dos pontos.

Assim, o exame dos olhos com glaucoma neovascular revelou várias alterações clínicas e funcionais que determinam a gravidade da doença e complicam a intervenção cirúrgica. Os grupos de doentes são homogéneos de acordo com os estádios da doença, o nível da PIO, os parâmetros biomicroscópicos e de ultra-sons, bem como a intensidade da síndrome da dor. Todas as gotas hipotensoras foram canceladas para os doentes dos grupos principais 6 dias antes da operação, e no dia seguinte, ou seja, 5 dias antes da operação, o medicamento brimoptic foi prescrito 2 gotas 2 vezes por dia, os doentes do grupo de controlo permaneceram no mesmo modo de instilação.

9.2. Dinâmica dos parâmetros clínicos e funcionais do olho de pacientes com NVG no período preparatório da cirurgia.

Com as mesmas posições iniciais da PIO no 5.º dia de instilação, o oftalmotonus nos doentes dos grupos principais em que o brimoptic foi instilado no período pré-operatório diminuiu significativamente no estádio II da doença ($p<0,05$). Nos doentes do grupo de controlo, o nível da PIO não diminuiu significativamente e atingiu 28,5±1,5 na fase II e 32,2±1,9 na fase III, respetivamente.

A dinâmica da PIO em doentes com NVG no período preparatório com o medicamento Brimoptic é apresentada na Tabela 9.5.

Quadro 9.5

Dinâmica da PIO em pacientes com NVG no período preparatório

Grupos de doentes examinados	Estágio	Quantidade de olhos	Nível da PIO antes do tratamento (em mmHg)	Nível da PIO após 5 dias (em mmHg)
Grupo de controlo	II	16	30,9±2,1	28,5±1,5
	III	16	36,9±1,6	32,2±1,9
I Grupo principal	II	15	31,3±1,8	23,8±1,5*°
	III	15	37,3±1,8	27,6±1,9*
II Grupo principal	II	14	31,2±1,3	23,5±1,2*°
	III	15	36,3±1,2	27,4±1,7*

Nota: * - diferenças com os dados dos valores iniciais ($P<0,05$);
° - diferenças em relação aos dados do grupo de controlo ($P<0,05$).

Uma comparação dos dados oftalmotónicos dos doentes examinados indica que, na fase II da NVG (nos grupos principais), foi observada uma compensação persistente da

PIO em todos os 29 doentes. Na fase III da NVG, a compensação da PIO ocorreu em 9 casos de 15 no grupo principal I e em 10 casos de 14 nos grupos principais II e atingiu um efeito de 60-71%. No grupo de controlo, a eficácia do efeito anti-hipertensivo do tratamento na fase II da NVG foi apresentada em 12 doentes (75%), na fase III da NVG, a eficácia anti-hipertensiva foi alcançada em 4 doentes (25%), sendo em média de 32,2±1,5 mm Hg.

Tabela 9.6.

Dinâmica da acuidade visual em doentes com NVG após instilação brimóptica

condições do inquérito	grupos de pacientes examinados					
	Grupo de controlo		I grupo principal		II grupo principal	
	fase		fase		fase	
	II	III	II	III	II	III
antes de	0,06±0,01	Pr.l.incert.	0,05±0,01	Pr.l.incert.	0,05±0,01	Pr.l.incert.
após	0,06±0,01	0,005±0,01	0,07±0,01	0,01±0,01	0,07±0,01	0,01±0,01

Os indicadores de acuidade visual dos pacientes imediatamente antes da cirurgia em ambos os estágios do grupo controle não mudaram, mas nos grupos principais no estágio II da doença, a acuidade visual aumentou, embora de forma não confiável e variou dentro de 0,02 ± 0,01, no III estágio de NVG, VA aumentou de Pr. 1 .incertae para 0,01., que está diretamente relacionado a uma diminuição do edema corneano nesses pacientes (Tabela 9.6).

A dinâmica do edema da córnea no período preparatório da cirurgia com o fármaco brimoptic, é a seguinte: nos doentes do grupo de controlo, observou-se uma diminuição do edema da córnea em 16,7% no estádio II e em 14,3% dos doentes no estádio III da doença. Uma análise dos indicadores de edema da córnea nos principais grupos de doentes indica que, na fase II da NVG, a PIO diminuiu em 41,2% e 47,1% dos casos nos grupos principais I e II, respetivamente. Na terceira fase da NVG, nos mesmos grupos, a diminuição do edema da córnea foi visivelmente menor e diminuiu em 38,5% e 46,7% dos doentes. A diminuição do edema da córnea nos doentes dos grupos principais está diretamente relacionada com a diminuição do oftalmotonus sob a influência do brimoptic, especialmente na fase II da NVG.

Tabela 9.7.

Dinâmica da síndrome da dor de Fischer em doentes com NVG no período preparatório da cirurgia com Brimoptic

Marca	condições do inquérito	Grupos de doentes examinados											
		grupo de controlo				I grupo principal				II grupo principal			
		fase				fase				fase			
		II		III		II		III		II		III	
		n	Σ	n	Σ	n	Σ	n	Σ	n	Σ	n	Σ
0	antes de	0	0	0	0	0	0	1	0	0	0	1	0
	após	1	0	1	0	4	0	4	0	4	0	2	0
1	antes de	2	2	2	2	1	1	1	1	1	1	1	1
	após	2	2	2	2	4	4	2	2	3	3	4	4
2	antes de	3	6	2	4	3	6	2	4	2	4	2	4
	após	3	6	2	4	2	4	3	6	2	4	4	8
3	antes de	5	15	5	15	5	15	4	12	4	12	3	9
	após	3	9	3	9	2	6	3	9	2	6	2	6
4	antes de	6	24	7	28	6	24	7	28	7	28	8	32
	após	7	28	8	32	3	12	3	12	3	12	3	12
Total	antes de	16	47	16	49	15	46	15	45	14	45	15	46
	após		45		47		26		29		25		30

Nota: n é o número de doentes; Σ é a soma dos pontos.

A dinâmica da síndrome da dor no período preparatório da cirurgia com o medicamento brimoptic indica que, nos doentes do grupo de controlo, não se observou alívio da síndrome da dor em ambas as fases, apenas a quantidade total de pontos diminuiu 2 pontos após o tratamento (Tabela 9.7).

A comparação das informações sobre a síndrome da dor nos principais grupos de pacientes demonstra que, no estágio II da GVN, o alívio da síndrome da dor foi observado em 26,7% e 28,6% dos pacientes nos grupos principais I e II, respetivamente. No terceiro estágio da NVG, nos mesmos grupos, o alívio da síndrome da dor foi observado em 20% e 6,7% dos pacientes, relativamente. A quantidade total de pontuações da síndrome da dor na fase II de ambos os grupos principais diminuiu quase para metade, na fase III, em 35,6 e 34,8%, respetivamente.

Assim, o fármaco anti-hipertensivo fixo combinado brimoptik, reduz eficazmente a PIO e, assim, contribui para o alívio da dor, reduzindo o edema da córnea e aumentando a VA. O fármaco é eficaz não só como componente da preparação pré-operatória para NVG, mas também como fármaco de eleição como tratamento medicamentoso para a fase II da doença.

9.3. Complicações intra e pós-operatórias precoces e dinâmica dos parâmetros clínicos e funcionais do olho após AGO.

Os doentes dos 3 grupos foram submetidos a uma única operação anti-glaucomatosa - esclerectomia profunda de acordo com S. N. Fedorov (1982) com trepanação posterior preliminar da esclerótica. Todos os doentes receberam, imediatamente antes da cirurgia, a terapia conservadora máxima tolerada, em combinação com a administração oral de inibidores da anidrase carbónica (diacarb). As operações em todos os grupos foram efectuadas principalmente sob anestesia local.

Como ilustração, damos um exemplo do curso da operação do paciente (Fig. 9. 3-9. 19) A. 75 anos de idade. Diagnóstico: OD-Glaucoma neovascular estádio III.

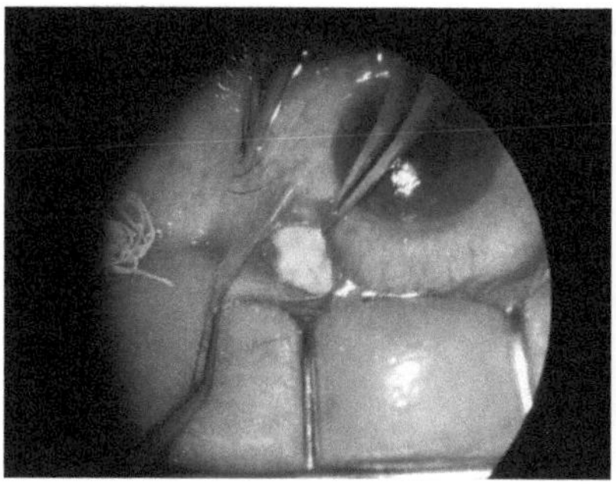

Fig. 9. 3. Incisão da conjuntiva no segmento externo inferior a 4 mm do membro.

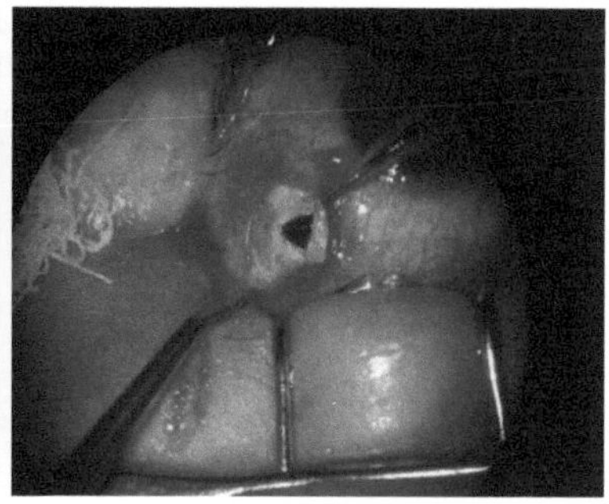

Fig. 9. 4. Esclerectomia posterior.

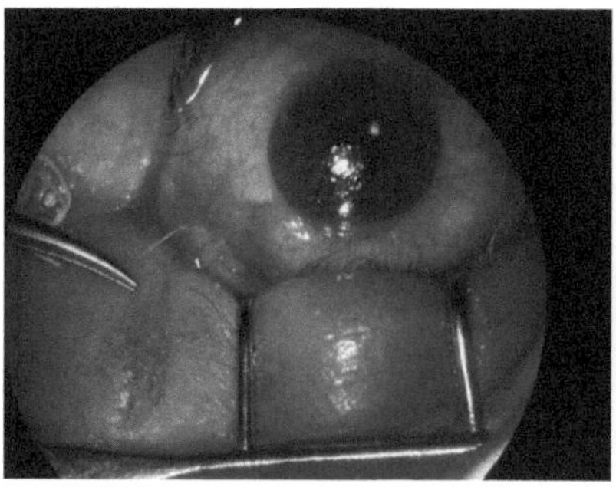

Fig. 9. 5. Sutura no segmento externo inferior.

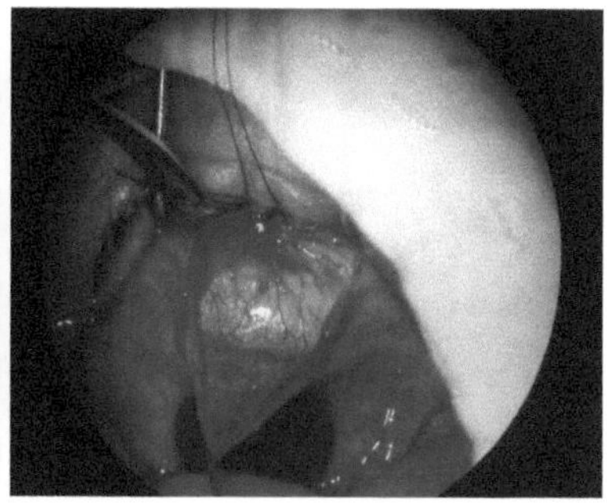

Fig. 9. 6. Formação do retalho conjuntival com a base para o membro

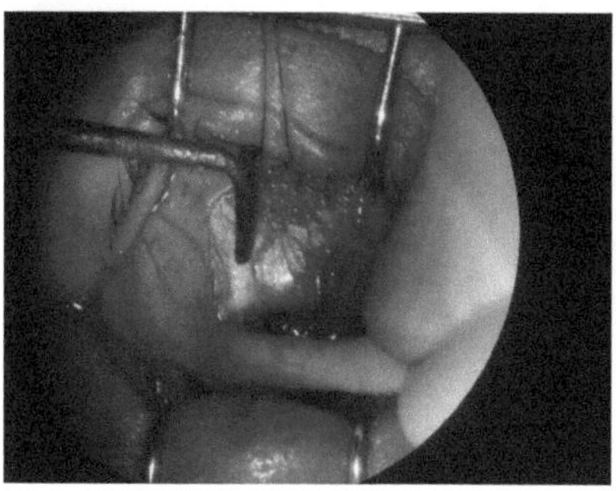

Fig. 9. 7. Diatermocoagulação da esclera em forma de "П".

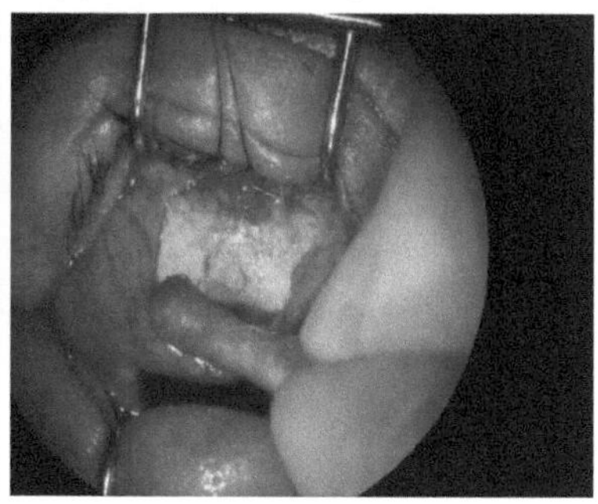

Fig. 9. 8. O estado após a termocoagulação de vasos hemorrágicos.

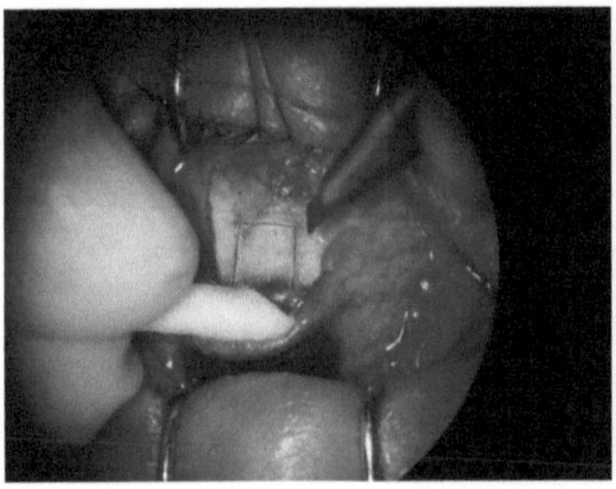

Fig. 9. 9. Formação de um retalho quadrangular da esclera com a base até ao membro medindo 5×5 mm da sua espessura.

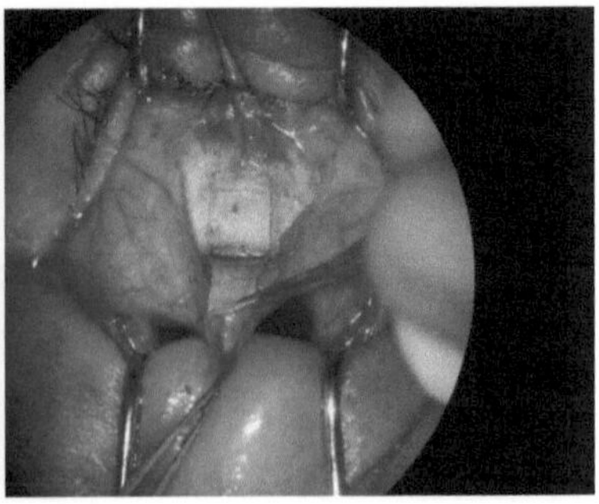

Fig. 9. 10. Separação do retalho escleral com a base para o membro.

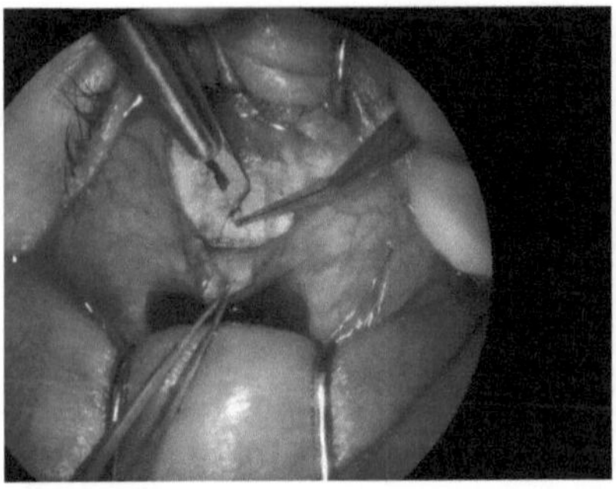

Fig. 9. 11. Corte e excisão de um retalho triangular com a base até ao membro de 3 mm de tamanho e 4 mm de altura a partir das camadas profundas da esclerótica na zona de drenagem.

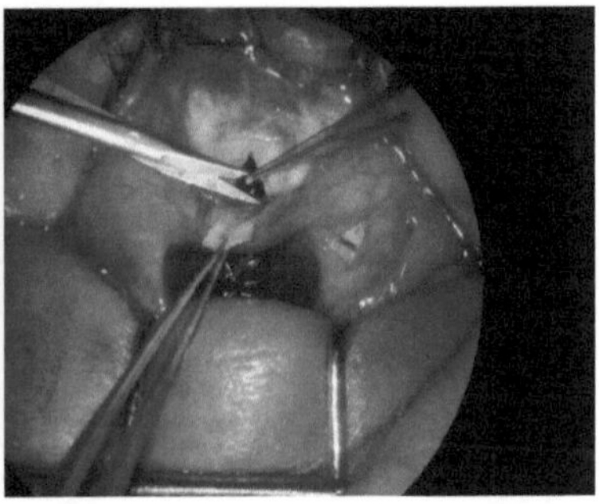

Fig. 9. 12. Iridectomia basal.

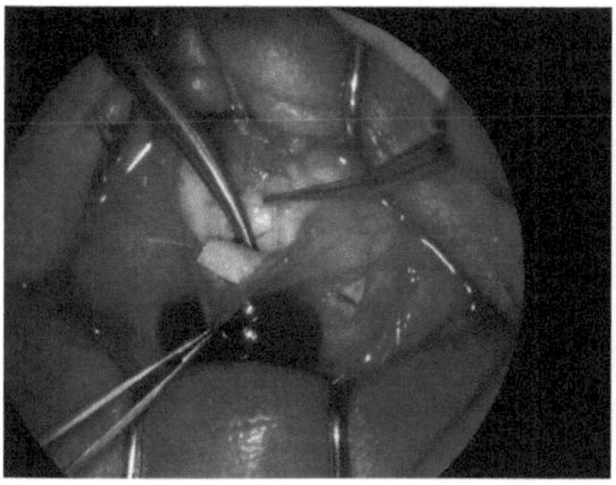

Fig. 9. 13. Fixação do canto direito do retalho escleral aos limites verticais do leito escleral.

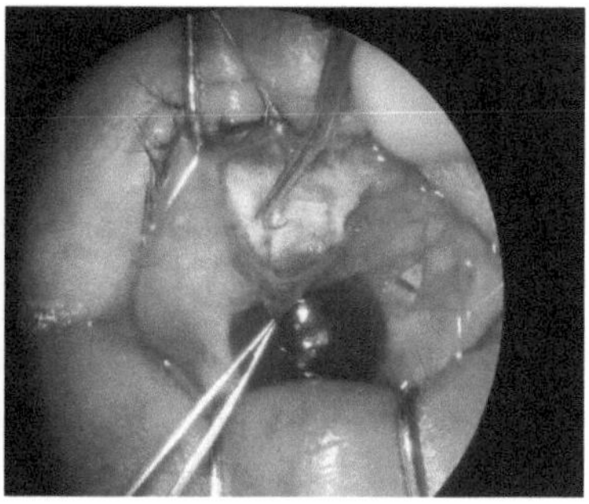

Fig. 9. 14. Fixação do canto esquerdo do retalho escleral aos limites verticais do leito escleral.

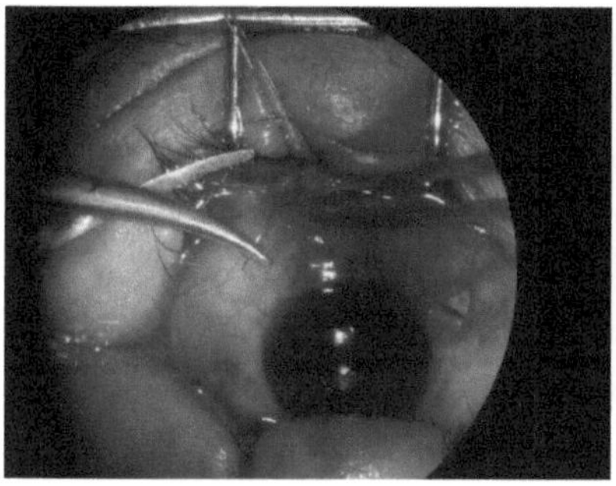

Fig. 9. 15. Aplicação de uma sutura contínua na conjuntiva.

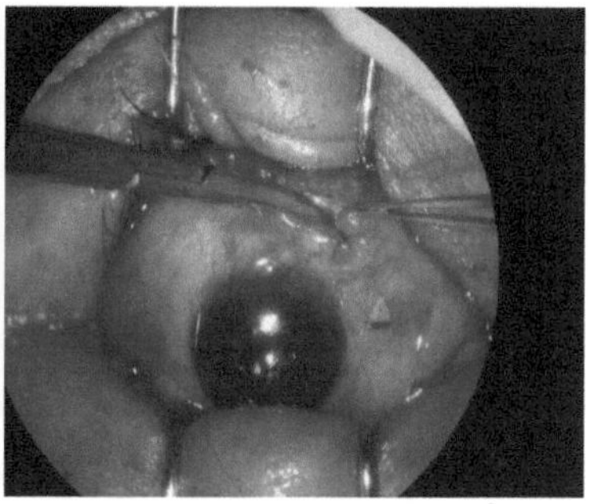

Fig. 9. 16. O fim da aplicação de uma sutura contínua na conjuntiva.

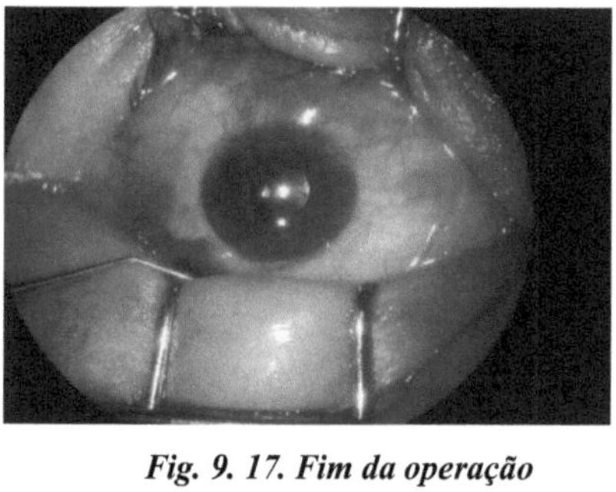

Fig. 9. 17. Fim da operação

As complicações que acompanharam a realização das operações foram divididas, dependendo do momento da sua ocorrência, em: complicações intra-operatórias e precoces (desenvolvidas durante o primeiro dia) (Tabela 9.8). A análise dos dados sobre os resultados clínicos da operação mostrou que as complicações intra-operatórias ocorreram nos grupos I, II principal e de controlo com 33,3%, 24,1% e 53,1%, respetivamente. Durante a operação, foram registadas complicações sob a forma de hemorragia dos vasos recém-formados do corpo ciliar e da íris. A diferença é especialmente notória em todos os grupos devido a complicações hemorrágicas, nos grupos principais I e II 20% e 17,3%, no grupo de controlo este indicador foi de 25,0%. No grupo principal de doentes II, a hemorragia intra-operatória foi representada por esfregaços de sangue na íris de dois doentes e, em 3 casos, por um hifema com uma altura não superior a 3 mm, que se resolveu independentemente 4-5 dias após a cirurgia. No grupo de controlo, o hifema foi mais frequente, preenchendo toda a câmara em 2 casos, tendo sido necessária a paracentese da câmara anterior, e num caso desenvolveu-se hemoftalmia. Os restantes tipos de complicações: desaparecimento da câmara anterior em três casos e hemorragia expulsiva num caso, também se verificaram no grupo de controlo. O prolapso do vítreo para o esclerostoma foi observado em 1 (3,1%) olho do grupo de controlo e foi considerado como uma hemorragia expulsiva incipiente, em relação à qual a cavidade do globo ocular foi selada à velocidade máxima. Foi possível evitar a conclusão da hemorragia expulsiva em todos os casos, mas a fístula foi bloqueada por fibras vítreas e, no pós-operatório tardio, dois doentes desenvolveram descolamento da retina.

Quadro 9.8

Complicações intra-operatórias em doentes com NVG

Complicações	*Controlo n - 32*		*I principal n - 30*		*II principal n - 29*	
	abs.	*%*	*abs.*	*%*	*abs.*	*%*
Hemorragia na câmara anterior	*8*	*25,0*	*6*	*20,0*	*5*	*17,3*
O desaparecimento da câmara frontal	*3*	*9,4*	*1*	*3,3*	*1*	*3,4*
Aumento do oftalmotonismo	*3*	*9,4*	*3*	*10,0*	*1*	*3,4*
Prolapso do vítreo em esclerostoma	*1*	*3,1*	*0*	*0*	*0*	*0*
Hemorragia expulsiva	*1*	*3,1*	*0*	*0*	*0*	*0*

Hemoftalmia	*1*	*3.1*	*0*	*0*	*0*	*0*
Total:	*17*	*53,1*	*10*	*33,3*	*7*	*24,1*

Quadro 9.9

Complicações do período pós-operatório precoce nos pacientes examinados

Complicações	*Controlo n - 32*		*I principal n - 30*		*II principal n - 29*	
	abs.	*%*	*abs.*		*abs.*	*%*
Hifema	*10*	*31,2*	*2*	*6,7*	*3*	*10,3*
Descolamento da membrana vascular	*4*	*12,5*	*2*	*6,7*	*1*	*3,4*
Oftalmo-hipertensão	*7*	*21,9*	*3*	*10*	*2*	*6,9*
Hipotensão	*1*	*3,1*	*1*	*3,3*	*1*	*3,4*
Câmara frontal pequena	*1*	*3,1*	*2*	*6,7*	*1*	*3,4*
Iridociclite	*2*	*6,2*	*1*	*3,3*	*1*	*3,4*
Total:	*25*	*78,0*	*11*	*36,7*	*9*	*30,8*

No período pós-operatório precoce, foram registadas as seguintes complicações, que são apresentadas na Tabela 9.9.

Como se pode ver na Tabela 9.9, o hifema foi registado em 3 (10,3%) doentes do grupo II principal e em 2 (6,7%) do grupo I principal, bem como em 10 (31,2%) doentes do grupo de controlo, cuja reabsorção foi acompanhada por um aumento a curto prazo da PIO.

O descolamento vascular ocorreu num (3,4%) caso do grupo principal II e diminuiu após tratamento conservador. Enquanto o descolamento vascular ocorreu em 4 casos do grupo de controlo e em 2 casos do grupo principal I.

A presença de oftalmo-hipertensão em 2 (6,9%) doentes do grupo principal II deveu-se ao bloqueio da fístula por fibras vítreas. No grupo de controlo, a oftalmo-hipertensão foi detectada em 7 (21,9%) doentes, dos quais num caso (3,3%) também se deveu ao bloqueio da fístula por fibras vítreas, nos restantes 6 (20%) doentes deveu-se ao ajuste apertado da válvula escleral formada e à falta de filtração associada sob a conjuntiva. Nestes casos, o globo ocular foi massajado antes do aparecimento de uma almofada de filtração. Na ausência de efeito, foi utilizada uma agulha de injeção para elevar a válvula escleral com a introdução de 0,3 ml de solução de dexametasona a 0,4%

sob a conjuntiva. Assim, foi possível reduzir a PIO em 4 (12,5%) doentes, mas em 2 (6,3%) doentes a PIO foi compensada com medicação. Em 2 doentes com bloqueio da fístula por fibras vítreas, não foi possível normalizar a PIO. Posteriormente, estes doentes foram submetidos a CPC transcleral de contacto com laser de díodo.

Observou-se uma câmara anterior pouco profunda em um (3,4%) e dois (6,7%) casos nos grupos principais II e I e em um (3,4%) caso no grupo de controlo, o que se combinou com uma almofada de filtração excessiva, hipotensão pronunciada em 6 (20%) doentes do grupo principal e 1 (3,3%) do grupo de controlo, o que indicou uma filtração excessiva. Nesta situação, foi aplicado um rolo de algodão na almofada de filtração sob a pálpebra, que foi mantida durante uma hora. A pupila foi medicamente expandida tanto quanto possível. A câmara frontal foi gradualmente restaurada. Na ausência de efeito, foram aplicadas suturas nodulares adicionais no retalho escleral. A câmara anterior foi restaurada com ar esterilizado.

Ao mesmo tempo, em um (6,7%) doente dos grupos principais e em dois casos do grupo de controlo, o período pós-operatório foi complicado por iridociclite de gravidade variável (frequentemente com derrame fibrinoso na câmara anterior), em muitos dos quais acompanhada de síndrome de dor. A incidência de complicações, para além da hipertensão oftálmica e da hipotensão pós-operatória, é comparável nos dois grupos. Todas as complicações foram resolvidas com tratamento conservador.

A eficácia do tratamento foi definida por biomicroscopia, avaliação do estado da almofada de filtração, alívio da dor, tonometria, biometria por ultra-sons e dados UBM.

Os indicadores de acuidade visual dos doentes após 3 meses em todos os grupos não aumentaram significativamente e variaram entre 0,01±0,02 no estádio III da NVG e 0,09±0,01 no estádio II da NVG, respetivamente (Tabela 9.10).

Quadro 9.10

Dinâmica da acuidade visual no processo de PDT após AGO

condições do inquérito	Grupos de doentes examinados					
	Controlo de apalpação		I grupo principal		II grupo principal	
	Estágio		Estágio		Estágio	
	II	III	II	III	II	III
antes de	0,06±0,01	Pr.l.incerta e	0,07±0,01	Pr.l.incerta e	0,05±0,01	Pr.l.incerta e
3 meses	0,07	0,01	0,08	0,01	0,09	0,02

6 meses	0,06	0,01	0,08	0,01	0,1	0,03

O edema pronunciado da córnea, determinado biomicroscopicamente em todos os grupos antes da cirurgia, diminuiu significativamente em 1-3 dias após a cirurgia. Nos doentes do grupo principal II, antes da operação, observámos edema pronunciado da córnea em 22 (75,9%) olhos. No primeiro dia após a cirurgia, o número de pacientes com edema da córnea diminuiu para 5 (17,2%) pacientes. No espaço de uma semana, o seu número diminuiu para 2 (6,9%) e praticamente não se alterou durante todo o período de observação. No grupo principal I, no primeiro dia após a cirurgia, o número de doentes com edema da córnea diminuiu para 8 (26,7%) e o seu número praticamente não se alterou durante todo o período de observação. O mesmo não se pode dizer do grupo de controlo, onde observámos edema corneano acentuado em 21 (65,7%) olhos antes da operação. No primeiro dia após a cirurgia, a quantidade de doentes com edema da córnea diminuiu para 10 (31,3%) doentes. No espaço de uma semana, o seu número diminuiu para 6 (18,8%). Após a nomeação de terapia anti-hipertensiva adicional, o seu número diminuiu para 3 (9,4%) doentes e manteve-se até ao final do seguimento.

Foi observada uma dinâmica positiva notável no estado da íris e na imagem do ângulo da câmara anterior do olho. Após a cirurgia, os vasos recém-formados, na maioria dos doentes, da íris e do ângulo da câmara anterior desolaram-se visivelmente com uma imagem gonioscópica. Já 3-6 meses após a cirurgia, a incidência de rubeose da íris era de apenas dois (6,9%) doentes no grupo principal II e 4 (13,3%) no grupo principal I. No grupo de controlo, a incidência de rubeose da íris foi observada em 10 (31,3%) doentes.

De acordo com os resultados dos estudos clínicos em doentes do grupo principal II, o tratamento combinado levou a uma diminuição significativa da PIO, que aumentou gradualmente dentro da variação normal (20-22 mm Hg) nos períodos de seguimento subsequentes. Aos 6 meses após o tratamento combinado proposto, a POD estabilizou e atingiu uma média de 21,9±1,5 mm Hg no estádio II e 22,1±1,4 mm Hg no estádio III. A normalização do oftalmotonismo no grupo principal II foi alcançada em 28 pacientes, e apenas em um paciente o tratamento proposto não levou à diminuição esperada da PIO devido à presença de muitas complicações intra e pós-operatórias (Tabela 9.11).

Quadro 9.11

Dinâmica da pressão intraocular em vários momentos após a cirurgia (M±m).

Grupos	Fases	PIO inicial nível (mmHg)	O nível da PIO no período pós-operatório (mmHg)			
			semana	1 mês	3 meses	6 meses
Control	II	28,5±1,5	24,7±1,3	25,3±1,9	26,3±1,6	26,4±1,8
	III	32,2±1,9	26,2±1,2	27,8±1,8	28,8±1,4	28,3 ±1,8
I principa	II	23,8±1,5	21,5±1,4	22,3±1,7	23,4±1,3	23,1±1,8
	III	27,6±1,9	22,2±1,2*	23,4±1,9	24,3±1,9	24,6±1,8
II principa	II	23,5±1,2	19,5±1,2*	20,3±1,7*	21,3±1,6*	21,9±1,5*
	III	27,4±1,7	20,4±1,6*	21,2±1,4*	21,9±1,3*	22,1±1,4*

Nota: * - diferenças em relação aos dados do grupo de controlo (P<0,05).

Nos doentes do grupo principal I, a PIO tonométrica diminuiu uma semana após a operação e atingiu uma média de 21,5±1,4 mm Hg no estádio II e 22,2±1,2 mm Hg no estádio III. Um mês após a operação proposta, estabilizou nos doentes do grupo principal I e atingiu uma média de 22,9±1,3 mm Hg. Além disso, no sexto mês de seguimento, a PIO neste grupo atingiu um estado limítrofe e foi em média de 23,8±1,2 mm Hg.

Uma semana após a operação, a PIO tonométrica nos doentes do grupo de controlo diminuiu e atingiu uma média de 24,7±1,3 mmHg no estádio II e 26,2±1,2 mmHg no estádio III. Nos meses seguintes, houve uma tendência para um aumento gradual da PIO e, nos períodos de 1 mês a 3 meses, a média foi de 25,3±1,9 e 26,3±1,6 mmHg. Ao 6º mês, o nível de oftalmotonia atingiu valores correspondentes a uma PIO moderadamente elevada. Na mesma altura, no estádio III, a PIO era elevada e atingia 28,3 ±1,8 mm Hg. Aos doentes com PIO descompensada foi ainda prescrita a instilação do medicamento Brimoptic.

Assim, o efeito da TFD no pós-operatório contribuiu para a diminuição dos processos de cicatrização excessiva nas vias de drenagem criadas, como evidenciado pela normalização do oftalmotônio dos pacientes tratados com o método proposto.

Quadro 9.12

Dinâmica da síndrome dolorosa em pacientes com glaucoma no pós-operatório segundo Fischer

MARCA	condições do inquérito	Grupos de doentes examinados											
		Grupo de controlo				I grupo principal				II grupo principal			
		Estágio				Estágio				Estágio			
		II		III		II		III		II		III	
		n	Σ	n	Σ	n	Σ	n	Σ	n	Σ	n	Σ
0	Antes de	1	0	1	0	4	0	4	0	4	0	2	0
	1 semana	5	0	5	0	9	0	6	0	10	0	9	0
	1 mês	6	0	7	0	11	0	7	0	11	0	10	0
1	Antes de	2	2	2	2	4	4	2	2	3	3	4	4
	1 semana	2	2	1	1	1	1	3	3	3	3	3	3
	1 mês	3	3	1	1	1	1	2	2	3	3	3	3
2	Antes de	3	6	2	4	2	4	3	6	2	4	4	8
	1 semana	2	4	2	4	2	4	1	2	1	2	1	2
	1 mês	2	4	1	2	1	2	2	4	0	0	2	4
3	Antes de	3	9	3	9	2	6	3	9	2	6	2	6
	1 semana	4	12	2	6	2	6	3	9	0	0	1	3
	1 mês	2	6	2	6	1	3	2	6	0	0	0	0
4	Antes de	7	28	8	32	3	12	3	12	3	12	3	12
	1 semana	3	12	6	24	1	4	2	8	0	0	1	4
	1 mês	3	12	5	20	1	4	2	8	0	0	0	0
TOTAL	Antes de	16	45	16	47	15	26	15	29	14	25	15	30
	1 semana	16	30	16	35	15	15	15	22	14	5	15	12
	1 mês	16	25	16	29	15	10	15	20	14	3	15	7

Nota: n é o número de doentes; Σ é a soma dos pontos.

Síndrome da dor. Avaliando as caraterísticas clínicas e funcionais da dinâmica do período pós-operatório dos pacientes durante o ano, analisámos principalmente a síndrome da dor (Tabela 9. 12). Durante o estudo da dinâmica da síndrome da dor, foi revelado que 8 (25,0%) do grupo de controlo, 7 (23,3%) do grupo principal I, 13 (44,8%) doentes do grupo principal II tiveram alívio completo da síndrome da dor no terceiro dia após a cirurgia. No entanto, no final do mês de seguimento dos doentes do grupo principal II, a síndrome da dor foi aliviada em 21 (72,4%) doentes, apenas 6 (20,7%) apresentavam dor moderada persistente e 2 (6,9%) apresentavam dor intermitente acentuada. A síndrome da dor foi interrompida nos grupos de controlo e principal I, respetivamente, em 13 (40,6%) e 18 (60,0%) doentes. Nos restantes doentes, a dor foi parcialmente aliviada após a nomeação de uma terapia hipotensora local mais intensiva. Assim, uma diminuição da intensidade dos processos reparadores, vias de drenagem criadas cirurgicamente, sob a influência da terapia fotodinâmica em doentes com GVN, contribui para a estabilidade do resultado hipotensor, a preservação das funções visuais e a redução da síndrome da dor.

9.4. Avaliação do estado das vias de drenagem criadas cirurgicamente para o escoamento do fluido intraocular pelo método UBM.

A biomicroscopia de ultrassom (UBM) permite visualizar as estruturas do segmento anterior do globo ocular in vivo, razão pela qual o método está aumentando constantemente em popularidade na prática dos oftalmologistas. As capacidades aplicadas do método incluem uma determinação detalhada das caraterísticas qualitativas e quantitativas de todas as estruturas da zona de drenagem.

O estado dos processos de regeneração dos tecidos da via de drenagem no pós-operatório foi monitorizado através da biomicroscopia por ultra-sons (UBM) realizada num aparelho Paradigm-P60 (Humphrey, EUA) com uma frequência de sensor de 50 MHz, uma resolução axial e transversal de 50 microns e uma capacidade de penetração de 5 mm. A UBM foi efectuada ao fim de 1, 3 e 6 meses do período pós-operatório.

Ao avaliar os resultados da análise das vias de escoamento do fluido intraocular formadas cirurgicamente após operações anti-glaucomatosas de acordo com os dados da UBM, utilizámos os critérios propostos pelos autores H. P. Takhchidi, E. V. Egorova e D. G. Uzunyan [96]. As principais estruturas responsáveis pela função de drenagem no estudo UBM, nos períodos inicial e a longo prazo após as operações anti-glaucomatosas, são:

- a zona extra-escleral da operação, representada pela almofada de filtração (CF);

- a zona intra-escleral da operação, representada pelo retalho escleral (SF) e pela cavidade intra-escleral (ISC);

Os critérios para a violação do movimento da umidade intraocular ao longo das vias de saída criadas pela operação e ativação de processos proliferativos nas estruturas do sistema de drenagem são:

- aumentar a densidade acústica (DA) das estruturas do sistema de drenagem;
- redução ou desaparecimento de cavidades (RC, DAC);
- o aparecimento de inclusões em todas as estruturas do sistema de drenagem;
- má visualização dos túneis ou a sua ausência;

No primeiro dia após a cirurgia, foi visualizada uma almofada de filtração (CF) sem sinais de inflamação em doentes de todos os grupos clínicos durante a biomicroscopia. A almofada de filtração era mais pronunciada nos doentes dos grupos principais I e II do que nos doentes dos grupos de controlo (Tabela 9.13, Fig. 9.19-9.21).

Quadro 9.13

Dinâmica dos parâmetros do sistema de drenagem após a cirurgia em doentes do grupo de controlo (M±m).

Parâmetros investigados		*Condições após a operação*		
		Após 1 mês	*Após 3 meses*	*Após 6 meses*
FC	*Altura (mm)*	*0,64±0,03*	*0,41±0,03*	*0,38±0,02*°*
	Volume (mm3)	*12,13± 1,4*	*9,35±1,3*	*8,8±0,4*°*
	AD (в%)	*75±5*	*60±5*	*65±5*°*
SL	*Espessura (mm)*	*0,29±0,02*	*0,31±0,01*	*0,38±0,01*°*
	AD (в%)	*80±5*	*80±5*	*90±5*°*
ISC	*Altura (mm)*	*0,29±0,01*	*0,23±0,03*	*0,26±0,14*°*
	Volume (mm3)	*0,85±0,04*	*0,80±0,03*	*0,63±0,04*°*
	AD (в%)	*35±5*	*40±5*	*45±5*°*
	A presença de túneis (em%)	*65±5*	*65±5*	*60±5*

Nota: * - as diferenças em relação aos valores iniciais são estatisticamente significativas (P<0,05);

Já na fase inicial (1 mês) após a operação, foram detectadas alterações a todos os níveis do sistema de drenagem nos doentes do grupo de controlo. A FA era menos pronunciada e a sua altura era, em média, de 0,64±0,03 mm, e o volume era de 12,13±1,4 mm3. A densidade acústica do RC estava na faixa de 75±5. Espessura (0,29±0,02 mm) e densidade acústica (80±5%)

A altura do ISC foi em média de 0,29±0,01 mm, a densidade acústica foi de 35±5% e o volume foi de 0,85±0,04 mm3. A visualização dos túneis foi observada em 65,2% dos casos. Esta tendência manteve-se até ao 3º mês de seguimento, todos os indicadores UBM indicaram o desenvolvimento de um processo cicatricial nas vias de saída criadas, até ao 6º mês após a cirurgia, os sintomas acústicos reflectiram um processo proliferativo ativo que levou a uma diminuição, mas por vezes ao desaparecimento completo da almofada de filtração, uma diminuição do ISC, perda de clareza dos limites do retalho escleral, má visualização dos túneis que ligam a cavidade intra-escleral à almofada de filtração (p< 0,05). A espessura e a densidade acústica do SF continuaram a aumentar e atingiram em média 0,38±0,001 mm e 90±5%, respetivamente, estes fenómenos podem estar associados à formação de aderências esclero-conjuntivais e fibrose dos tecidos tegumentares adjacentes.

Quadro 9.14

Dinâmica dos parâmetros do sistema de drenagem após a cirurgia em doentes do grupo principal I (M±m)

Parâmetros investigados		*Condições após a operação*		
		Após 1 mês	*Após 3 meses*	*Após 6 meses*
FC	*Altura (mm)*	*1,04±0,02*	*0,85±0,01*	*0,62±0,02*°*
	Volume (mm3)	*32,4±,0,22*	*25,87±0,27*	*15,32±1,2*°*
	AD (в%)	*49,5±5*	*53,5±5*	*60±10*°*
SL	*Espessura (mm)*	*0,25±0,003*	*0,27±0,002*	*0,3±0,001*°*
	AD (в%)	*60±10*	*65±5*	*75±10*°*
ISC	*Altura (mm)*	*0,48±0,03*	*0,40±0,02*	*0,34±0,01*°*
	Volume (mm3)	*2,1±0,18*	*1,03±0,24*	*0,83±0,16*°*
	AD (в%)	*25±5*	*32±5*	*32±5*°*

	A presença de túneis (em%)	*90±5*	*75±5*	*65±5*°*

Nota: * - as diferenças em relação aos valores iniciais são estatisticamente significativas (P<0,05);

Consequentemente, os indicadores de UBM das estruturas das vias de escoamento criadas pelo AGO indicam, no final do 2º mês, a ativação do processo proliferativo na ferida, nos casos em que a operação foi realizada num contexto de oftalmotonia pré-operatória elevada e sem prevenção de processos cicatriciais excessivos em NVG

No primeiro grupo principal, foram igualmente observadas alterações em todos os parâmetros acústicos dos parâmetros UBM, indicando um aumento da proliferação, manifestado numa diminuição significativa (p>0,01) da altura e do volume do CR, tendo como pano de fundo um aumento da sua densidade acústica em 60% (Tabela 9.14, Fig. 9.19-9.21).

Quadro 9.15

Dinâmica dos parâmetros do sistema de drenagem após a cirurgia em doentes do grupo principal II (M±m).

Parâmetros investigados		*Condições após a operação*		
		Após 1 mês	*Após 3 meses*	*Após 6 meses*
FC	*Altura (mm)*	*1,24±0,03*	*1,1±0,02*	*0,86±0,02*°*
	Volume (mm3)	*36,5±0,24*	*29,86±0,02*	*16,93±0,34*°*
	AD (в%)	*45±5*	*50±5*	*55±5*°*
SL	*Espessura (mm)*	*0,20±0,003*	*0,18±0,002*	*0,19±0,004*°*
	AD (в%)	*60±10*	*65±5*	*80±10*°*
ISC	*Altura (mm)*	*0,61±0,02*	*0,51±0,01*	*0,44±0,02*°*
	Volume (mm3)	*3,22±0,19*	*1,65±0,24*	*1,25±0,16*°*

	AD (в%)	*30±5*	*35±5*	*35±5*°*
	A presença de túneis (em%)	*95±5*	*80±5*	*75±5*°*

Nota: * - as diferenças em relação aos valores iniciais são estatisticamente significativas (P<0,05);

Os indicadores foram especialmente significativos até 6 meses após a cirurgia, mas estes parâmetros diferiram significativamente dos do grupo de controlo, onde o nível pré-operatório de oftalmotonia foi significativamente mais elevado, o que levou a um aumento da proliferação no local. Por conseguinte, a terapia anti-hipertensiva durante a preparação para a cirurgia com o fármaco brimoptic. tendo não só um efeito hipotensor, mas também um efeito vasoconstritor, que persiste mesmo com uma PIO elevada, ajuda a reduzir a ativação de processos reparadores nas vias de saída criadas cirurgicamente em NVG, confirmada por dados UBM.

De acordo com os dados de UBM nos estágios iniciais após a operação (em um mês) em pacientes do grupo principal II, foi determinado um CF bem expresso, cuja altura variou na faixa de 1,24±0,03 mm (Tabela 9.15, Fig. 9.19-9.21). O volume e a densidade acústica dessa estrutura estavam na faixa de 45±5%. A SL com uma espessura média de 0,20±0,003 mm foi claramente visualizada. A altura e o volume da ISC flutuaram dentro de limites significativos. A densidade acústica das inclusões situava-se entre 30±5%. Já numa fase inicial, foram observados, em todos os olhos, túneis hipoecogénicos que saíam da parte inferior da lâmina e ligavam o FSI ao CF. Os indicadores de UBM no momento dos 3 meses no grupo de doentes que receberam terapia combinada mantêm a tendência de alterações no seguimento mensal e indicam uma diminuição progressiva dos processos de reparação sob a influência da PDT, especialmente significativa durante este período (p<0,05). No sexto mês de seguimento, os indicadores da almofada de filtração, ICC e SL diminuíram ligeiramente em comparação com o período de seguimento de 3 meses, mas ainda diferiam significativamente dos dados do período inicial.

Caraterísticas comparativas dos indicadores UBM durante o tratamento nos grupos examinados.

De acordo com os dados da UBM, já nas fases iniciais após a operação (1mc), os indicadores da almofada de filtração nos 1° e 2° grupos principais diferiram significativamente dos indicadores semelhantes do grupo de controlo (p<0,05 e <0,01), especialmente o índice de densidade acústica, que atingiu 1,7 vezes mais no 2° grupo principal do que este indicador no grupo de controlo. Os indicadores da cavidade intra-escleral nos grupos principais, especialmente o indicador do volume da CSI e a sua altura, que são indicadores cardinais dos processos de reparação, também foram significativamente mais elevados no grupo principal I, 2,5 e 1,6 vezes, e no grupo principal II, 3,8 e 2,1 vezes, em comparação com o grupo de controlo. A presença de túneis ISC, indicando um aumento do fluxo de fluido intraocular através da membrana de Descemet, foi aumentada em 1,3 e 1,5 vezes, respetivamente, nos grupos principais I e II (Tabela 9.16).

Os dados da UBM um mês após a cirurgia estão diretamente correlacionados com o nível da PIO em todos os grupos (Tabela 9.17). O abrandamento dos processos de proliferação, um mês após a cirurgia de PDT, de acordo com os dados de UBM e tonometria no grupo principal II, indica um efeito precoce e eficaz do tratamento proposto nos processos de cicatrização excessiva das vias de drenagem criadas. Os parâmetros acústicos considerados neste período pós-operatório são significativa e fiavelmente superiores a indicadores semelhantes, não só do grupo de controlo, mas também do grupo principal I ($p<0,05$).

Quadro 9.16

Dinâmica dos parâmetros do sistema de drenagem em termos de 1 mês após a cirurgia

Grupos / Investigado parâmetros		*Controlo*	*I Principal*	*II Principal*
FC	*Altura (mm)*	*0,64±0,03*	*1,04±0,02*	*1,24±0,03**
	Volume (mm3)	*12,13± 1,4*	*32,4±0,22*	*36,5±0,24**
	AD (в%)	*75±5*	*49,5±5*	*45±5**
SL	*Espessura (mm)*	*0,29±0,02*	*0,25±0,003*	*0,20±0,003**
	AD (в%)	*80±5*	*60±10**	*60±10**
ISC	*Altura (mm)*	*0,29±0,01*	*0,48±0,03**	*0,61±0,02**

	Volume (mm3)	*0,85±0,04*	*2,1±0,18**	*3,22±0,19**
	AD (в%)	*35±5*	*25±5*	*30±5*
	A presença de túneis (em%)	*65±5*	*90±5*	*95±5**

Nota: * - as diferenças em relação aos valores do grupo de controlo são estatisticamente significativas (P<0,05);

No estudo da UBM 3 meses após a cirurgia no grupo principal II, os valores de parâmetros como a altura da CF, que foi em média 1,1±0,02 mm (p<0,05) (tabela 9.17). Foram observadas inclusões de densidade acústica não homogénea na cavidade do FA, o que afectou uma menor densidade acústica da estrutura: 60% no grupo de controlo versus 50-53% nos grupos principais.

Os parâmetros da LS em todos os grupos não sofreram alterações significativas em comparação com o período anterior. Chamou-se a atenção para a densidade acústica da LS, que era heterogénea na ordem dos 65% em ambos os grupos principais contra 80% no grupo de controlo.

Os parâmetros da cavidade intra-escleral nos grupos principais I e II foram caracterizados por uma tendência para diminuir, mas ainda significativamente (p<0,05), a altura e o volume da ISC no grupo principal I excederam os indicadores de controlo em 1,7 e 1,3 vezes, no grupo principal II em 2,2 e 2,0 vezes. A densidade acústica das inclusões intracavitárias situou-se no intervalo de 35-40% no grupo principal II contra 40±5% no grupo de controlo. Os indicadores tonométricos durante este período correspondem totalmente aos parâmetros de visualização das vias de drenagem do olho, devido à perda de altura e volume do CF. Nos doentes do grupo de controlo, o nível da PIO subiu, em média, para 28,8±1,4 na fase III da doença. No grupo principal II, o nível da PIO manteve-se significativamente significativo e compensado, o que foi confirmado por indicadores de sintomas acústicos.

Quadro 9.17

Dinâmica dos parâmetros do sistema de drenagem em termos de 3 meses após a cirurgia

Investigado parâmetros \ *Grupos*		*Controlo*	*I Principal*	*II Principal*
FC	*Altura (mm)*	*0,41±0,03*	*0,85±0,01**	*1,1±0,02**
	Volume (mm3)	*9,35±1,3*	*25,87±0,27**	*29,86±0,02**
	AD (в%)	*60±5*	*53,5±5**	*50±5**
SL	*Espessura (mm)*	*0,31±0,01*	*0,27±0,002*	*0,18±0,002**
	AD (в%)	*80±5*	*65±5**	*65±5**
ISC	*Altura (mm)*	*0,23±0,03*	*0,40±0,02**	*0,51±0,01**
	Volume (mm3)	*0,80±0,03*	*1,03±0,24**	*1,65±0,24**
	AD (в%)	*40±5*	*32±5*	*35±5*
	A presença de túneis (em%)	*65±5*	*75±5*	*80±5**

Nota: * - as diferenças em relação aos valores do grupo de controlo são estatisticamente significativas (P<0,05);

A caraterística do período de seguimento de 6 meses após a cirurgia em todos os grupos foi a alteração dos parâmetros do sistema de drenagem estudado por UBM, num contexto de aumento progressivo da densidade acústica das estruturas (Tabela 9.18). Durante estes períodos, a ausência de CF foi detectada em 59,5% dos doentes do grupo de controlo, 37% no grupo principal I e 20,7% no grupo principal II; nos restantes casos, foi determinada a segurança da altura e do volume da almofada de filtração. A espessura da SL nos doentes do grupo principal II diminuiu ligeiramente em comparação com os termos anteriores e outros grupos, a densidade acústica da estrutura manteve-se no intervalo de 80±10%. Os valores médios estudados da altura e do volume do ISC nos doentes do grupo principal II foram maioritariamente superiores aos mesmos indicadores nos grupos principal I e de controlo, mas inferiores aos do período de 3 meses. A densidade acústica da estrutura permaneceu baixa - até 35±5%. Em 75% dos casos, estava presente um intervalo hipoecogénico que ligava o ISC ao CF e que reflectia a intensidade da saída de humidade intraocular a partir da prega sob a conjuntiva. No grupo de controlo, o tamanho do ISC foi significativamente reduzido, tanto em comparação com os termos anteriores do estudo, como em comparação com os indicadores dos grupos principais. O número de olhos com a presença de túneis hipoecogénicos claramente visíveis que ligam a CSI ao CF diminuiu drasticamente e atingiu uma média de 46,8% com uma densidade acústica de 35±5%.

Quadro 9.18

Dinâmica dos parâmetros do sistema de drenagem em termos de 6 meses após a cirurgia

Grupos / *Investigado parâmetros*		*Controlo*	*I Principal*	*II Principal*
FC	*Altura (mm)*	*0,38±0,02*	*0,62±0,02**	*0,86±0,02**
	Volume (mm3)	*8,8±0,4*	*15,32±1,2**	*16,93±0,34**
	AD (в%)	*65±5*	*60±10*	*55±5**
SL	*Espessura (mm)*	*0,38±0,01*	*0,3±0,001*	*0,19±0,004**
	AD (в%)	*90±5*	*75±10**	*80±10**
ISC	*Altura (mm)*	*0,26±0,14*	*0,34±0,01**	*0,44±0,02**
	Volume (mm3)	*0,63±0,04*	*0,83±0,16**	*1,25±0,16**
	AD (в%)	*45±5*	*32±5*	*35±5**
	A presença de túneis (em%)	*60±5*	*65±5*	*75±5**

Nota: * - as diferenças em relação aos valores do grupo de controlo são estatisticamente significativas (P<0,05);

Um aumento do número de inclusões intracavitárias de diferentes densidades acústicas indicava uma diminuição das condições de escoamento da humidade intraocular. Um aspeto caraterístico foi a fraca visualização dos túneis que ligam o CSI ao CF, com o aparecimento de inclusões de diferentes densidades acústicas no seu lúmen. No primeiro grupo principal, a ativação do processo proliferativo nas vias de saída criadas, visualizadas por UBM, não é tão ativa como no grupo de controlo, com um oftalmotonus mais elevado. Os indicadores acústicos de processos de reparação nas estruturas do sistema de drenagem em pacientes que instilam um brimóptico indicam a importância de reduzir o oftalmotonus antes da cirurgia, a fim de criar condições óptimas para a cirurgia subsequente.

No período de longo prazo de tratamento combinado com o uso de brimoptics e PDT, a preservação dos parâmetros da almofada de filtração e ISC com uma densidade acústica reduzida (35 ± 5%) e visualização satisfatória de túneis (75%) é determinada, o que confirma convincentemente o funcionamento suficiente das estruturas do sistema de drenagem do olho de pacientes com NVG. Os indicadores tonométricos no 6º mês correspondem totalmente aos indicadores de UBM, portanto, em pacientes do grupo de controlo, a PIO foi descompensada e aumentou em 10 pacientes com NVG estágio III. No grupo I principal, o nível da PIO era elevado em 5 doentes com o estádio III da doença e em 2 doentes do estádio II.

As caraterísticas reveladas do sistema de drenagem criado pela AGO com preparação hipotensiva preliminar e exposição à PDT permitem-nos traçar a dinâmica da sequência de processos que ocorrem nas suas estruturas e que proporcionam a compensação do oftalmotonus. O efeito subsequente da PDT leva à preservação dos parâmetros integrais (CF, SL, ISC) das estruturas e à baixa densidade acústica do canal de drenagem formado cirurgicamente e dos tecidos adjacentes à área de operação, que é o principal indicador do sucesso da cirurgia do glaucoma.

Por conseguinte, o tratamento combinado proposto aumenta a eficácia da AGO, confirmada pelos parâmetros acústicos das vias de drenagem criadas e pela dinâmica dos indicadores clínicos e funcionais do olho dos doentes com NVG.

Com base na nossa investigação, desenvolvemos um algoritmo para o tratamento combinado de NVG com preparação de fármacos no período pré-operatório e exposição à PDT no período pós-operatório precoce de AGO.

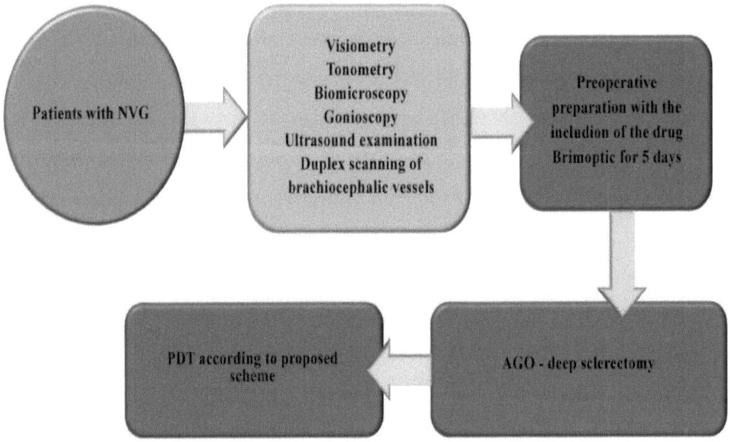

Fig. 9. 18. Algoritmo de tratamento de doentes com NVG

Assim, os resultados da nossa investigação indicam uma eficácia significativa do algoritmo de tratamento desenvolvido na cirurgia da OAG. O algoritmo de tratamento proposto é o método mais preferido para a escolha do tratamento cirúrgico, que evita o processo de cicatrização excessiva na cirurgia de GNV e assegura a normalização estável do oftalmotónio.

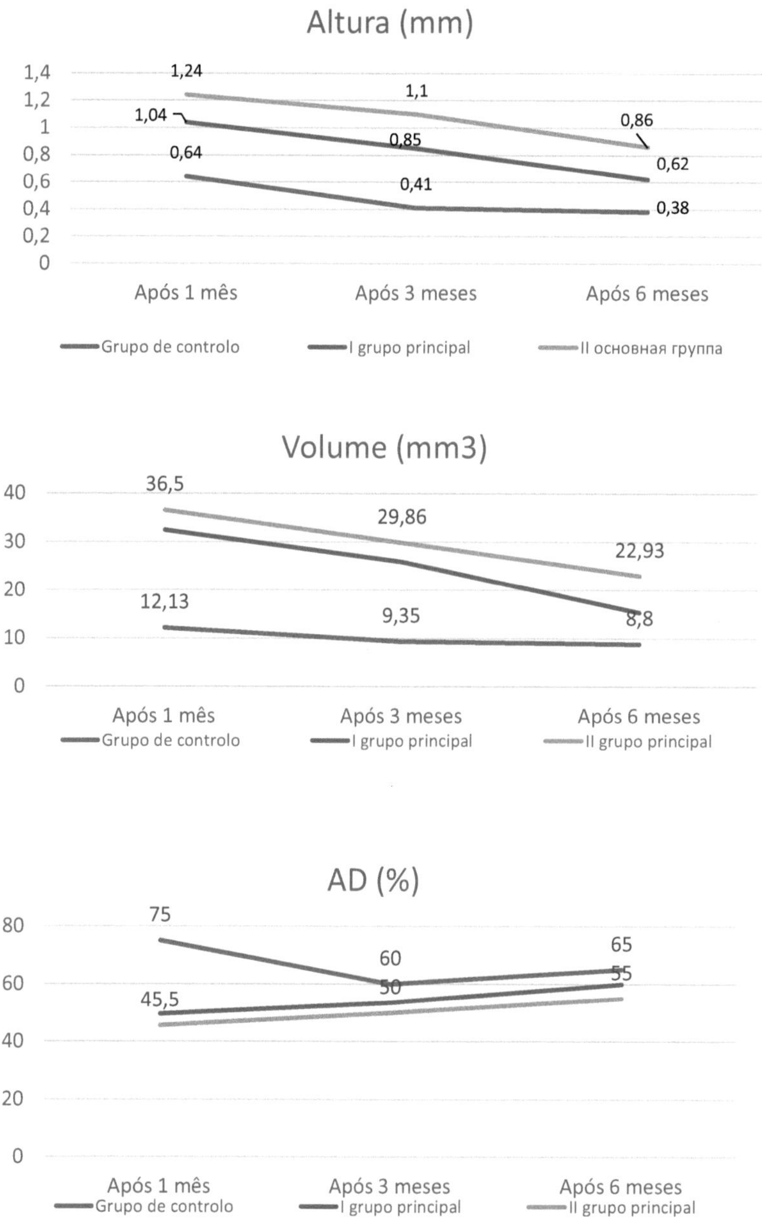

Fig. 9. 21 Dinâmica dos parâmetros da cavidade intra-escleral no período pós-operatório

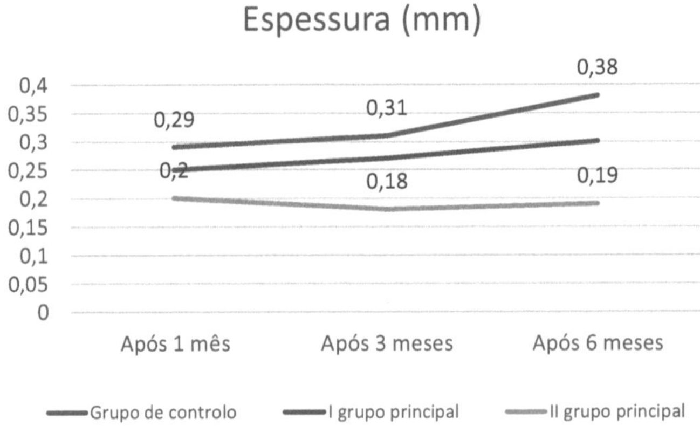

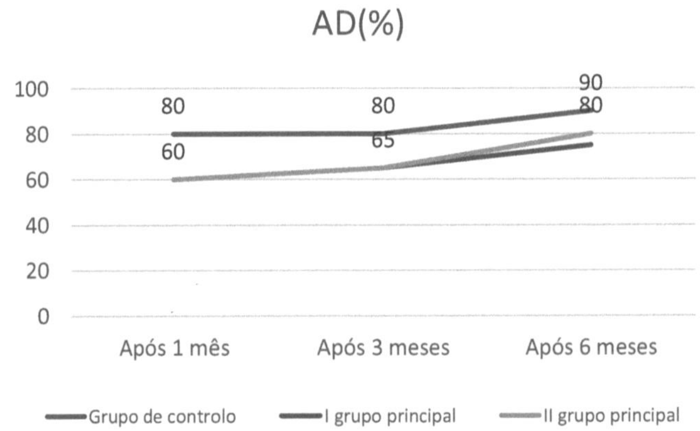

Fig. 9. 20. Dinâmica dos parâmetros do retalho escleral no período pós-operatório.

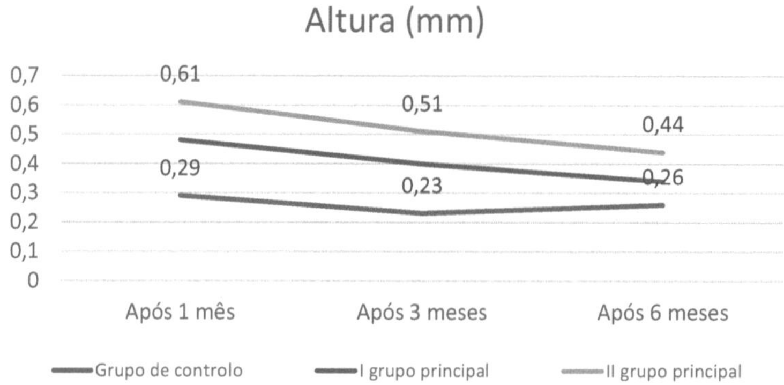

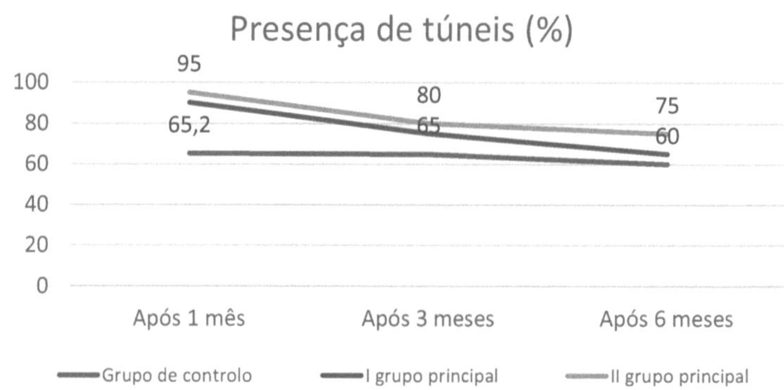

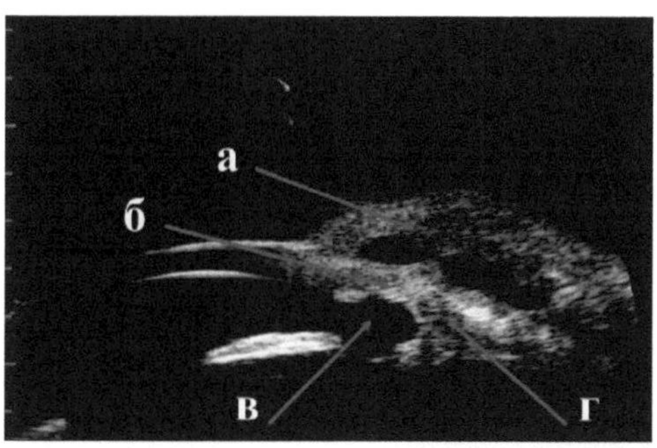

a - almofada de filtração com cavidades, densidade acústica hipoecogénica na ordem dos 30-40%;

b - retalho escleral com uma interface clara, densidade acústica da estrutura na ordem dos 70%;

c - cavidade ultra-escleral expressa com uma interface clara;

Os d-tunnels são claramente visualizados.

Fig. 9. 22. Imagem UBM da zona de operação 1 mês após a operação anti-glaucomatosa (grupo principal II) do doente B, 65 anos de idade, com glaucoma neovascular de estádio III com síndrome de dor, PIO-20 mm Hg.

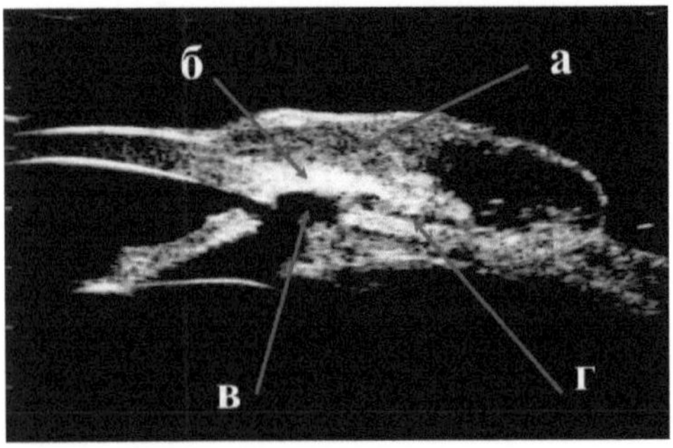

almofada de filtração a com presença de cavidades, densidade hipoecogénica-acústica na ordem dos 40-50%;

b - retalho escleral com uma interface clara, densidade acústica da estrutura na ordem dos 70%; c

cavidade intra-escleral expressa com uma interface clara;

Os d-tunnels são claramente visualizados.

Fig. 9. 23. Imagem UBM da área operada 3 meses após a operação anti-glaucomatosa (grupo principal II) do doente B, 66 anos de idade, com glaucoma neovascular de estádio III com síndrome de dor, PIO-21 mm Hg.

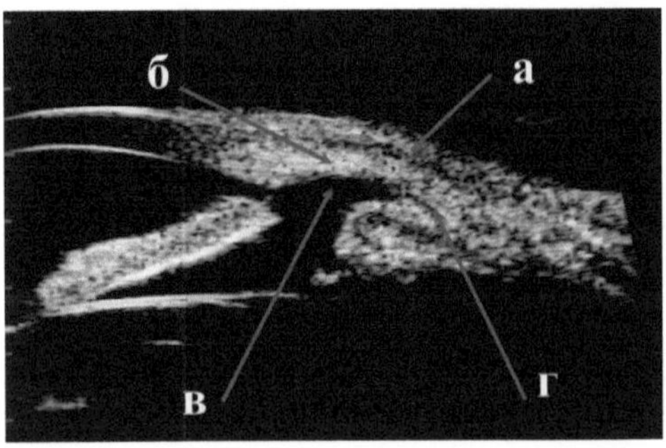

almofada de filtração a sem cavidades, densidade acústica hipoecogénica na ordem dos 40-50%;

b - retalho escleral com uma interface clara, densidade acústica da estrutura na ordem dos 70%;

c - cavidade ultra-escleral expressa com uma interface clara;

Os d-tunnels são claramente visualizados.

Fig. 9. 24. Imagem UBM da área operada 6 meses após a operação anti-glaucomatosa (grupo principal II) de um doente G, 66 anos de idade, com glaucoma neovascular de fase III com síndrome de dor, PIO-22 mm Hg.

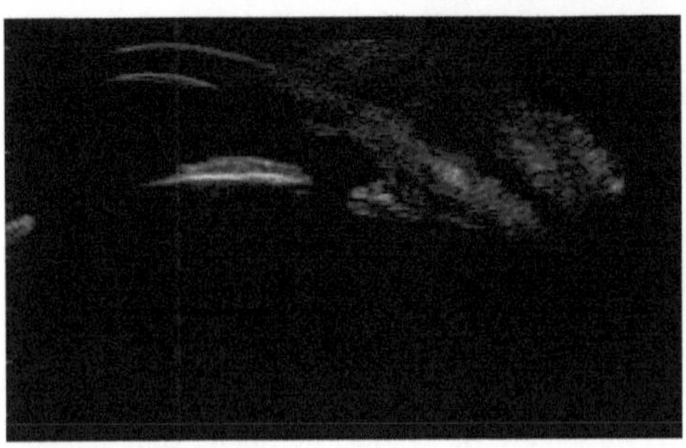

O FC tem 1,04 mm de altura, é uniforme, tem uma estrutura celular com micro-cavidades. AP 49,5%. SL com uma espessura de 0,25 mm, com uma estrutura AP de 60%. ISC - claramente visualizado com uma altura de 0,48 mm. Estrutura AP 25%

Fig. 4. 24. Imagem UBM da zona de operação 1 mês após a operação anti-glaucomatosa (grupo principal I) do doente B, 66 anos de idade, com glaucoma neovascular de fase III com síndrome de dor, PIO-24 mm Hg.

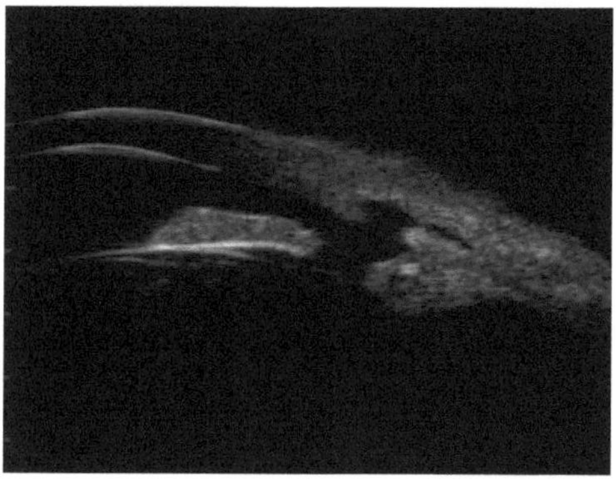

O FC tem 0,85 mm de altura, a estrutura não tem células e, no contexto de um aumento difuso da PA, existem áreas de compactação local acentuada até quase 53%. Os limites do SL são claramente diferenciados, mas a espessura é aumentada juntamente com o AP em 55%. O ISC não é reduzido em volume e altura, mas um grande número de diferentes densidades de inclusões na própria cavidade.

Fig. 4. 25. Imagem UBM da área operada 3 meses após a operação anti-glaucomatosa (grupo principal I) do doente B, 66 anos de idade, com glaucoma neovascular de fase III com síndrome de dor, PIO-25 mm Hg.

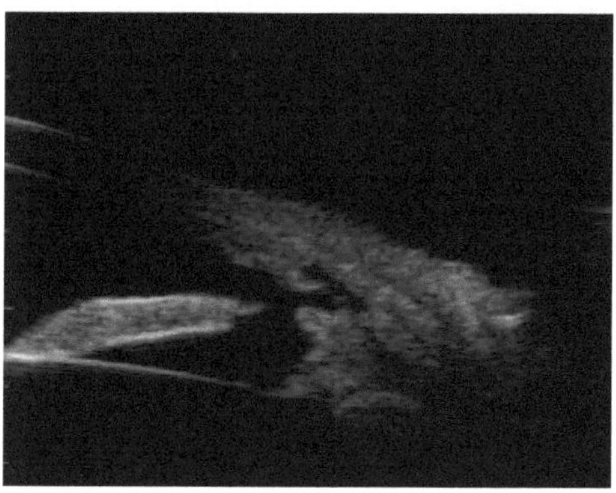

O CF é plano (0,62 mm), o AP está aumentado de forma irregular em 60-80%. No entanto, os limites da SL não são claros e a visualização dos túneis é difícil. O ISC tem a forma de uma lacuna preenchida com inclusões, os limites são mal contornados

Fig. 4. 26. Imagem UBM da zona de operação 6 meses após a operação anti-glaucomatosa (grupo principal I) do doente B, 66 anos de idade, com glaucoma neovascular de fase III com síndrome de dor, PIO-25 mm Hg.

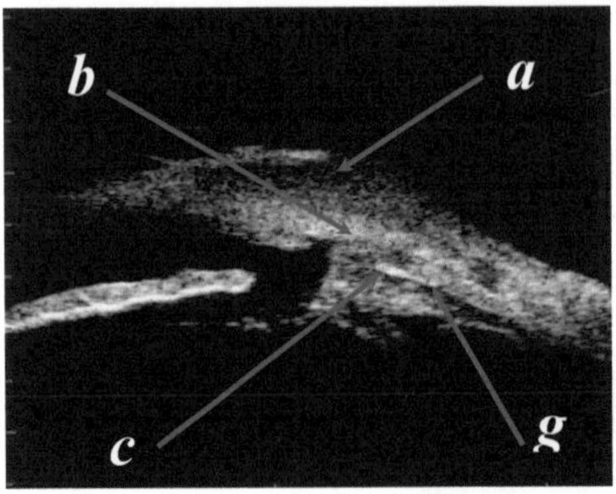

almofada de a-filtração com uma estrutura hipoecóica não homogénea, densidade acústica de 75%;

retalho b-escleral com densidade acústica até 80%;

c - a cavidade intra-escleral é reduzida em parâmetros, em forma de fenda, mal visualizada;

Os g-tunnels são mal visualizados.

Fig. 4. 27. Imagem UBM da zona de operação 1 mês após a operação anti-glaucomatosa (grupo de controlo) do doente B, 65 anos de idade, com glaucoma neovascular de fase III com síndrome de dor, PIO-26 mm Hg.

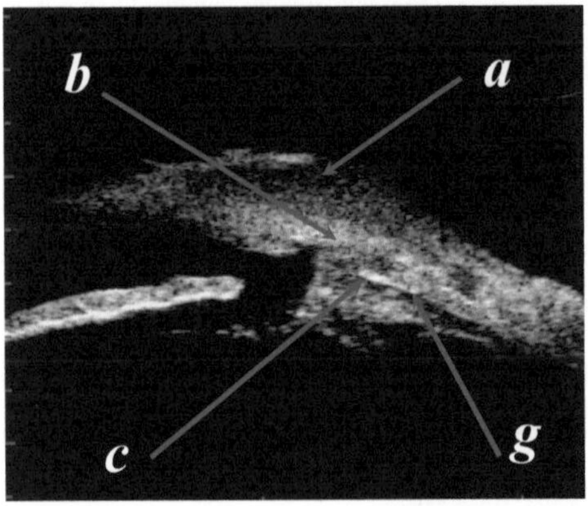

almofada de a-filtração com uma estrutura hipoecóica não homogénea, densidade acústica de 60%;

retalho b-escleral com densidade acústica até 80%;

c - a cavidade intra-escleral é reduzida em parâmetros, em forma de fenda, mal visualizada;

Os g-tunnels são mal visualizados.

Fig.4. 28. Imagem UBM da área operada 3 meses após a operação anti-glaucomatosa (grupo de controlo) do doente B, 65 anos de idade, com glaucoma neovascular de fase III com síndrome de dor, PIO-27 mm Hg.

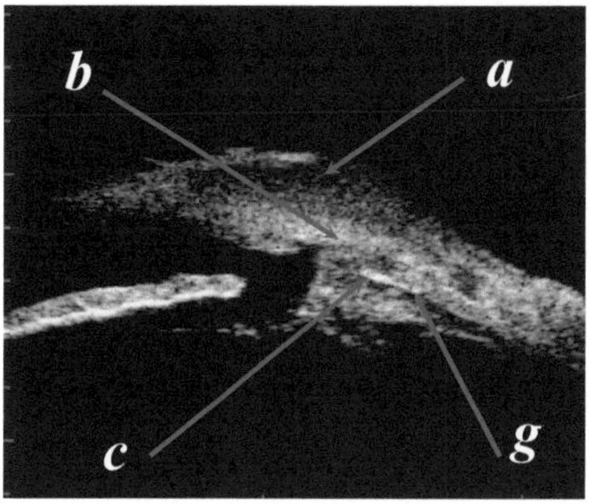

a - a almofada de filtragem é reduzida, a densidade acústica é de 65%;

retalho b-escleral com densidade acústica até 90%;

b - a cavidade intra-escleral é reduzida em parâmetros, em forma de fenda, mal visualizada;

Os g-tunnels são mal visualizados.

Fig. 4. 29. Imagem UBM da área operada 6 meses após a operação anti-glaucomatosa (grupo de controlo) do doente B, 65 anos de idade, com glaucoma neovascular de fase III com síndrome de dor, PIO-28 mm Hg

CONCLUSÃO

Assim, foi estabelecido experimentalmente que o efeito da PDT na área das vias de saída emergentes após AGO é seguro, tem um efeito antiproliferativo e previne os processos de cicatrização excessiva nas vias de drenagem criadas. Os dados obtidos permitem a realização de mais ensaios clínicos utilizando a PDT no período pós-operatório da cirurgia do glaucoma.

O fármaco anti-hipertensivo combinado brimoptik reduz eficazmente a PIO e pode ser utilizado não só como componente da preparação pré-operatória para a GVN, mas também como fármaco de eleição para o tratamento medicamentoso da GVN de estádio II. Nos casos em que não se consegue atingir a pressão-alvo, o medicamento reduz significativamente a PIO pré-operatória devido às suas propriedades hipotensoras e vasoconstritoras e reduz o número de complicações hemorrágicas nos períodos intra e pós-operatório precoce em 2,2 vezes ($P<0,05$)

O tratamento combinado proposto permite aumentar a eficácia da AGO, confirmada pelos parâmetros acústicos das vias de drenagem criadas e pela dinâmica dos indicadores clínicos e funcionais dos olhos dos doentes com GVN. Os resultados dos nossos estudos indicam a eficácia significativa do tratamento combinado desenvolvido, utilizando o fármaco brimoptic na preparação pré-operatória e a PDT no período pós-operatório da cirurgia do glaucoma. Com base nos dados obtidos, desenvolvemos um algoritmo para o tratamento da GVN.

O algoritmo de tratamento desenvolvido é o método mais preferido para escolher o tratamento cirúrgico, o que evita o processo de cicatrização excessiva na cirurgia NVG e garante uma normalização estável do oftalmotónio.

BIBLIOGRAFIA

1. Avetisov S.E., Budzinskaya M.V., Kiseleva T.N. e outros. Terapia fotodinâmica no tratamento da neovascularização subretiniana // Boletim da Academia Russa de Ciências Médicas. 2007. - No. 8. - P. 45-47. [Аветисов С.Э., Будзинская М.В., Киселева Т.Н. и др. Фотодинамическая терапия в лечении субретинальной неоваскуляризации // Вестник Российской АМН. 2007. - № 8. - С. 45-47. (Em russo.)]

2. Alekseev V.N. O glaucoma progressivo - inevitável ou imperfeito? // Glaucoma. 2012. No. 3. pp. 26-32. [Алексеев В.Н. Прогрессирующая глаукома - неизбежность или недоработка? // Глаукома. 2012. № 3. С. 26-32. (Em russo.)]

3. Alekseev I.B. Sistema de tratamento cirúrgico de formas graves de glaucoma: Resumo. dis. Doutor em Ciências Médicas M., 2006. - 48 p. [Алексеев И.Б. Система хирургического лечения тяжелых форм глаукомы: Автореф. дис. д-ра мед.наук. М., 2006. - 48 с. (Em russo)]

4. Al-Astal M. S., Botabekova T. K. O azul de metileno como fotossensibilizador para a terapia fotodinâmica da neovascularização da córnea (mensagem n.º 1) // Kazakhstan ophthalmology journals. 2006. No. 1. pp. 10-14. [Аль-Асталь М. С., Ботабекова Т. К. Метиленовый синий в качестве фотосенсибилизатора для фотодинамической терапии неоваскуляризации роговицы (соообщение №1) // Қазақстан офтальмологиялық журналы. 2006. №1. С. 10-14. (Em Russ.)]

5. Al-Astal M. S., Botabekova T. K. Photodynamic therapy of corneal neovascularization using methylene blue and laser radiation with a wavelength of 578 nm (message No. 2) // Kazakhstan ophthalmology journals. 2006. No. 1. pp. 14-18. [Аль-Асталь М. С., Ботабекова Т. К. Фотодинамическая терапия неоваскуляризации роговицы с применением метиленового синего и лазерного излучения длиной волны 578нм (сообщение №2) // Қазақстан офтальмологиялық журналы. 2006. №1. С. 14-18. (Em Russ.)]

6. Andreev Yu.V., Kopaeva V.G. Desenvolvimento de uma nova tecnologia para a destruição fotodinâmica de vasos recém-formados da córnea, com base na introdução local de fotossensibilizadores. Vestn. ophthalmol. 2005; 5:21-25. [Андреев Ю.В., Копаева В.Г. Разработка новой технологии фотодинамического разрушения новоообразованных сосудов роговицы, основанной на локальном введении фотосенсибилизаторов. Вестн. офтальмол. 2005; 5: 21-25. (Em Russ.)]

7. Astakhov Yu.S., Egorov E.A., Astakhov S.Yu., Brezel Yu.A. Tratamento cirúrgico do glaucoma "refratário" // Clínico. oftalmologia 2006. -No. 1.-S. 25-27. [Астахов Ю.С., Егоров Е.А., Астахов С.Ю., Брезель

Ю.А. Хирургическое лечение "рефрактерной" глаукомы // Клинич. офтальмология 2006. -№ 1.-С. 25-27(Em russo)]

8. Baibekov I. M., Mavlyan-Khodzhaev R. Sh. Possibilidades da terapia fotodinâmica a laser em dermatologia // Notícias de dermatologia. - 2000. - No. 3. - P.23-25. [Байбеков И. М., Мавлян-Ходжаев Р. Ш. Возможности лазерной фотодинамической терапии в дерматологии // Новости дерматологии. - 2000. - №3. - С.23-25. (Em russo)].

9. Bakunina HA Tratamento cirúrgico combinado de algumas formas de glaucoma refratário: Resumo. dis. . Ph.D. mel. Sci. M., 2006.-26 p. [Бакунина Н.А. Комбинированное хирургическое лечение некоторых форм рефрактерной глаукомы: Автореф. дис. . канд. мед. наук. М., 2006.-26 с. (Em russo)]

10. Bakunina N.A. Fedorov A.A., Kolesnikova L.N. Um método para reduzir a formação de tecido cicatricial após esclerectomia profunda não penetrante // Glaucoma. - 2009. - P. 3. [Бакунина Н. А. Федоров А. А., Колесникова Л. Н. Способ уменьшения формирования рубцовой ткани после непроникающей глубокой склерэктомии // Глаукома.- 2009. - С. 3. (Em Russ.)]

11. Balakireva E.V., Bessmertny AM Mini-shunting na cirurgia do glaucoma // "Glaucoma: teorias, tendências, tecnologias": Sat. artigos da IV Conf. Internacional de Glaucoma. -M., 2010. P. 38 - 45. [Балакирева Е.В., Бессмертный А.М. Минишунтирование в хирургии глаукомы // "Глаукома: теории, тенденции, технологии": Сб. статей IV Международной конф. -М., 2010. С. 38 - 45. (Em russo)]

12. Basinsky S.N. Frequência de complicações e eficácia comparativa do tratamento cirúrgico do glaucoma primário de ângulo aberto. Klinich. ophthalmology 2011. - T. 12. - No. 2. - P. 67 - 70. [Басинский С.Н. Частота осложнений и сравнительная эффективность хирургического лечения первичной открытоугольной глаукомы // Клинич. офтальмология 2011. - Т. 12. - № 2. - С. 67 - 70. (Em russo)]

13. Batmanov Yu.E., Evgrafov V.Yu., Guliev F.V. Problemas da cirurgia moderna do glaucoma // Vestn. ophthalmol. 2008. - No. 4. - P. 53 - 55. [Батманов Ю.Е., Евграфов В.Ю., Гулиев Ф.В. Проблемы современной хирургии глаукомы // Вестн. офтальмол. 2008. - № 4. - С. 53 - 55. (Em russo)]

14. Bezdetko P.A. Glaucoma neovascular: etiologia, patogénese, quadro clínico e tratamento // Revista Ophthalmol. 2001. - No. 5. - P. 10 - 14. [Бездетко П.А. Неоваскулярная глаукома: этиология, патогенез, клиника и лечение // Офтальмол. журн. 2001. - № 5. - С. 10 - 14. (Em russo)]

15. Bezkaravainaya I.M. Algoritmos bioquímicos para o desenvolvimento do glaucoma neovascular secundário/ I.M. Bezkaravaynaya // Problemas de genética médica, ambiental e imunologia clínica: Coleção de trabalhos científicos. - 2010. - Edição. 5 (101). - pp. 174-

179. [Безкаравайная И.М. Биохимические алгоритмы развития вторичной неоваскулярной глаукомы/ И.М. Безкаравайная // Проблемы экологичеческой, медецинской генетики и клинической иммунологии: Сборник научных работ. - 2010. - Вып. 5 (101). - С. 174-179. (Em russo.)]

16. Bely Yu.A., Volodin P.L., Semenov A.D. Estudo experimental do efeito fotodinâmico na neovascularização coroidal // Fedorov Readings-2007: Resumo de sábado - M., 2007-P.235-236 [Белый Ю.А., Володин П.Л., Семенов А.Д. Изучение фотодинамического воздействия на хориоидальную неоваскуляризацию в эксперименте // Федоровские чтения-2007: Сб. тез.-М.,2007-С.235-236(In Russ.)]

17. Bely Yu.A., Tereshchenko AB, Volodin P.L. Laser fotodinâmico combinado e tratamento cirúrgico do glaucoma neovascular secundário // "Glaucoma: realidade e perspectivas": Sat. artigos científicos M., 2008. - pp. 19 - 21. [Белый Ю.А., Терещенко А.В., Володин П.Л. Сочетанное фотодинамическое лазерно-хирургическое лечение вторичной неоваскулярной глаукомы // "Глаукома: реальность и перспективы": Сб. науч. статей М., 2008. - С. 19 - 21. (Em russo)]

18. Bely Yu.A., Tereshchenko A.B., Volodin P.L., Kaplan M.A., Brodsky P.A., Bandurko L.N., Pupkova T.N., Petrov P.T. Terapia fotodinâmica da neovascularização da córnea induzida experimentalmente com o medicamento "Photolon" // Oftalmosurgery, 2006. - No. 4. - P. 37-41. [Белый Ю.А., Терещенко А.В., Володин П.Л., Каплан М.А, Бродский Р.А., Бандурко Л.Н., Пупкова Т.Н., Петров П.Т. Фотодинамическая терапия экспериментально-индуцированной неоваскуляризации роговицы с препаратом "Фотолон" // Офтальмохирургия, 2006. - №4. - С. 37-41. (Em Russ.)]

19. Bely Yu.A., Tereshchenko A.B., Volodin P.L., Kaplan M.A., Ponomarev G.V. Critérios angiográficos de fluoresceína para danos fotodinâmicos no sistema vascular do segmento posterior do olho numa experiência // Cirurgia refractiva e oftalmologia, 2006. - No. 1. - P. 38-40. [Белый Ю.А., Терещенко А.В., Володин П.Л., Каплан М.А., Пономарев Г.В. Флюоресцентно-ангиографические критерии фотодинамического повреждения сосудистой системы заднего отрезка глаза в эксперименте // Рефракционная хирургия и офтальмология, 2006. - №1. - С. 38-40. (Em russo)].

20. Bely Yu.A., Tereshchenko AB, Volodin P.L., Kaplan M.A., Ponomarev G.V.. Estudo comparativo dos efeitos fotodinâmicos dos fotossensibilizadores da série do cloro na retina intacta de animais experimentais // Cirurgia refractiva e oftalmologia, 2006. - T 6, No. 2. - pp. 55-59. [Белый Ю.А., Терещенко А.В., Володин П.Л., Каплан М.А., Пономарев Г.В.. Сравнительное изучение фотодинамических эффектов фотосенсибилизаторов хлоринового ряда на интактной сетчатке экспериментальных животных // Рефракционная хирургия и офтальмология, 2006. - Т. 6, № 2. - С. 55-59. (Em russo)].

21. Bely Yu.A., Tereshchenko A.B., Volodin P.L., Kaplan M.A., Semenov A.D., Ponomarev G.V., Baum R.F. Terapia fotodinâmica da neovascularização coroidal induzida por laser com a droga "Fotoditazin" em um experimento // Drogas antitumorais domésticas: Materiais do IV All-Russian. conf. científico-prático - M., 2005. - P. 14-15. [Белый Ю.А., Терещенко А.В., Володин П.Л., Каплан М.А., Семенов А.Д, Пономарев Г.В., Баум Р.Ф. Фотодинамическая терапия лазер-индуцированной хориоидальной неоваскуляризации с препаратом "Фотодитазин" в эксперименте // Отечественные противоопухолевые препараты: Материалы IV Всеросс. науч.-практ. конф. - М., 2005. - С. 14-15. (Em russo)].

22. Bely Yu.A., Tereshchenko AB, Volodin P.L., Fedorov A.A., Kaplan M.A. Resultados experimentais da terapia fotodinâmica em oftalmologia utilizando medicamentos à base de cloro I Cirurgia refractiva e oftalmologia, 2007. - T. 7, No. 1. - pp. 27-34. [Белый Ю.А., Терещенко А.В., Володин П.Л., Федоров А.А., Каплан М.А. Экспериментальные результаты фотодинамической терапии в офтальмологии с использованием препаратов хлоринового ряда И Рефракционная хирургия и офтальмология, 2007. - Т. 7, №1. - С. 27-34. (Em russo)].

23. Bely Yu.A., Tereshchenko AB, Volodin PL., Semenov AD., Kaplan M.A., Petrov P.T., Ivanov AA Terapia fotodinâmica na fase de tratamento cirúrgico a laser do glaucoma neovascular secundário // Cirurgia refractiva e oftalmologia, 2006 .-T.6, No. 3 - P.35-39. [Белый Ю.А., Терещенко А.В., Володин ПЛ., Семенов АД., Каплан М.А., Петров П.Т., Иванов А.А. Фотодинамическая терапия на этапе лазерно-хирургического лечения вторичной неоваскулярной глаукомы // Рефракционная хирургия и офтальмология, 2006.-Т.6, №3 - С.35-39. (Em russo)]

24. Bely Yu.A., Tereshchenko A.B., Kaplan M.A., Volodin P.L. Terapia fotodinâmica na fase de tratamento cirúrgico a laser do glaucoma neovascular secundário // RBZh: Medicamentos antitumorais domésticos: Materiais da Federação de Toda a Rússia. Conf.-2007.-No.1.-P.10. [Белый Ю.А., Терещенко А.В., Каплан М.А., Володин П.Л. Фотодинамическая терапия на этапе лазерно-хирургического лечения вторичной неоваскулярной глаукомы// РБЖ: Отечественные противоопухолевые препараты: Материалы Всерос. науч-практ. конф.-2007.-№1.-С.10. (Em russo)]

25. Bely Yu.A., Tereshchenko AB, Molotkova HA O uso de drogas anti-VEGF no tratamento do glaucoma neovascular // Coleção de artigos. trabalhos científicos científicos e práticos conf. em cirurgia oftálmica com participação internacional "Leste-Oeste". Ufa, 2011. - P. 171 - 173. [Белый Ю.А., Терещенко А.В., Молоткова Н.А. Применение анти-VEGF препаратов в лечении неоваскулярной глаукомы // Сб. науч. трудов

науч.-практ. конф. по офтальмохирургии с международным участием "Восток-Запад". Уфа, 2011. - С. 171 - 173. (Em russo)]

26. Bely Yu.A., Tereshchenko A.V., Volodin P.L. e outros. Resultados experimentais da terapia fotodinâmica em oftalmologia com medicamentos à base de cloro. Cirurgia de refração e oftalmologia 2007; 7(1): 27-34. [Белый Ю.А., Терещенко А.В., Володин П.Л. и др. Экспериментальные результаты фотодинамической терапии в офтальмологии с использованием препаратов хлоринового ряда. Рефракц. хирургия и офтальмология 2007; 7(1): 27-34. (Em russo)]

27. Bely Yu.A., Tereshchenko A.V., Volodin P.L., Kaplan M.A., Shaulov V.V. Avaliação das possibilidades de diagnóstico fluorescente durante a terapia fotodinâmica com um fotossensibilizador da série do cloro em oftalmologia // Cirurgia refractiva e oftalmologia, 2008. - T.8, No. 2.-S. 18-23. [Белый Ю.А., Терещенко А.В., Володин П.Л., Каплан М.А., Шаулов В.В. Оценка возможностей флуоресцентной диагностики при проведении фотодинамической терапиии с фотосенсибилизатором хлоринового ряда в офтальмологии // Рефракционная хирургия и офтальмология, 2008. - Т.8, №2.-С. 18-23. (Em russo)].

28. Bessmertny AM Sistema de tratamento cirúrgico diferenciado do glaucoma refratário: Resumo do autor. dis. . Doutor em Ciências Médicas M., 2006. - 43 p. [Бессмертный А.М. Система дифференцированного хирургического лечения рефрактерной глаукомы: Автореф. дис. . д-ра мед.наук. М., 2006. - 43 с. (Em russo)]

29. Bessmertny AM, Kiseleva OA, Filippova O.M. Microshunting na cirurgia do glaucoma // Coleção de artigos. trabalhos científicos e práticos conf. com participação internacional. M., 2010. - T. 1. - P. 242 - 249. [Бессмертный А.М., Киселева О.А., Филиппова О.М. Микрошунтирование в хирургии глаукомы // Сб. трудов науч.-практ. конф. с международным участием. М., 2010. - Т. 1. - С. 242 - 249. (Em russo)]

30. Bikbov M.M., Bikbulatov P.M., Absalyamov M.Sh., Chaika O.V. Aplicação da drenagem da válvula AHMED para glaucoma neovascular secundário // Materiais de trabalho científico e prático. conf. "Problemas actuais de oftalmologia". Ufa, 2009. - P. 417 - 419. [Бикбов М.М., Бикбулатов Р.М., Абсалямов М.Ш., Чайка О.В. Применение клапанного дренажа AHMED при вторичной неоваскулярной глаукоме // Материалы науч.-практ. конф. "Актуальные проблемы офтальмологии". Уфа, 2009. - С. 417 - 419(Em russo).]

31. Bikbov, M.M. Resultados do tratamento cirúrgico do glaucoma neovascular com bloqueadores de VEGF/ M.M. Bikbov, A.E. Babushkin, O.I. Orenburkina // Russian Medical Journal. Oftalmologia clínica. Glaucoma. - 2011. - No. 1. - P.21-22[Бикбов, М.М. Результаты хирургического лечения неоваскулярной глаукомы с использованием

блокаторов VEGF/ М.М Бикбов, А.Э. Бабушкин, О.И. Оренбуркина // Русский медицинский журнал. Клиническая офтальмология. Глаукома. - 2011. - №1. - С.21-22(Em russo)]

32. Birich T.A., Dzhumova M.F., Khutko S.V. Avaliação clínica da eficácia de um método combinado de tratamento do glaucoma refratário // "Glaucoma: teorias, tendências, tecnologias": Artigos da IV Conf. Internacional de Glaucoma. M., 2006. - P. 62 - 63. [Бирич Т.А., Джумова М.Ф., Хутко С.В. Клиническая оценка эффективности комбинированного метода лечения рефрактерной глаукомы // "Глаукома: теории, тенденции, технологии": Сб. статей IV Международной конф. М., 2006. - С. 62 - 63. (Em russo)]

33. Boyko E.V., Kulikov A.N., Skvortsov V.Yu. Avaliação comparativa da termoterapia com laser de diodo e da coagulação a laser como métodos de ciclodestruição (estudo experimental). URL: http://mfvt.ru/category/pmpaper/pm-04-12-oftalmologia-tom1/page/5/ (data de acesso: 01/12/2015). [Бойко Э.В., Куликов А.Н., Скворцов В.Ю. Сравнительная оценка диод-лазерной термотерапии и лазерокоагуляции как методов циклодеструкции (экспериментальное исследование). URL: http://mfvt.ru/category/pmpaper/pm-04-12-oftalmologia-tom1/page/5/ (дата обращения: 12.01.2015). (Em russo)]

34. Boyko E.V., Yan AB, Suetnov AA, et al. Termoterapia transpupilar no tratamento de angiomas de Hippel-Lindau // Tumores e doenças semelhantes a tumores do órgão de visão: coleção. tr. científico -M, 2007. pp. 186-188. [Бойко Э.В., Ян А.В., Суетнов А.А. и др. Транспупиллярная термотерпия в лечении ангиом Гиппеля-Линдау// Опухоли и опухолеподобные заболеваний органа зрения: сборн. науч. трр. -М, 2007. С. 186-188. (Em russo)].

35. Botabekova T.K., Aldasheva N.A., Abysheva L.D. Experiência de utilização de inibidores da angiogénese no tratamento do glaucoma neovascular secundário // "Glaucoma: teorias, tendências, tecnologias": Coll. artigos científicos da IX Conf. Internacional de Glaucoma. M., 2011. - P. 63 - 65. [Бойко Э.В., Куликов А.Н., Скворцов В.Ю. Сравнительная оценка диод-лазерной термотерапии и лазерокоагуляции как методов циклодеструкции (экспериментальное исследование). URL: http://mfvt.ru/category/pmpaper/pm-04-12-oftalmologia-tom1/page/5/ (дата обращения: 12.01.2015). (Em russo)]

36. Botabekova T.K., Kasimov E.M., Prokofieva M.I., Egorov A.E., Egorov E.A. Combinação de laser e terapia fotodinâmica no tratamento de doenças vasculares do olho // RMJ "Clinical Ophthalmology". 2002. No. 3. P. 116[Ботабекова Т.К., Касимов Э.М., Прокофьева М.И., Егоров А.Е., Егоров Е.А. Сочетание лазерной и фотодинамической терапии в лечении сосудистых заболеваний глаза // РМЖ "Клиническая Офтальмология". 2002. №3. С. 116(Em Russ.)]

37. Vasilenkova L.V. Correção dos processos reparadores utilizando a terapia local com citocinas durante as operações antiglaucomatosas: Resumo da tese. . Candidato de Ciências Médicas, M., 2005. -24 p. [Василенкова Л.В. Коррекция репаративных процессов методом локальной цитокинотерапии при антиглаукоматозных операциях: Автореф. . канд.мед.наук, М., 2005. -24 с. (Em russo)]

38. Volik S.A., Volik E.I. A eficácia da esclerectomia profunda no tratamento cirúrgico do glaucoma refratário // V Fórum Nacional Russo de Oftalmologia: Sat. trabalhos científicos M., 2012. - T. 1. - P. 35 - 39. [Волик С.А., Волик Е.И. Эффективность глубокой склерэктомии в хирургическом лечении рефрактерной глаукомы // V Российский общенациональный офтальмологический форум: Сб. науч. трудов. М., 2012. - Т. 1. - С. 35 - 39. (Em russo)]

39. Volik S.A., Sakhnov S.N., Volik E.I. Experiência de implantação de drenagem de explante de leucosafira em pacientes com glaucoma refratário // IX All-Russian Scientific and Practical. conf. com participação internacional "Fedorov Readings": Sat. resumo M., 2011. - P. 294 - 294. [Волик С.А., Сахнов С.Н., Волик Е.И. Опыт имплантации лейкосапфирового эксплантодренажа у больных с рефрактерной глаукомой // IX Всероссийская науч.-практ. конф. с международным участием "Федоровские чтения": Сб. тез. М., 2011. - С. 294 - 294. (Em russo)]

40. Volkov BB Formas de combater a cegueira causada pelo glaucoma à luz dos conhecimentos modernos // "Fedorov Readings": Resumo do aniversário da conferência científico-prática de sábado -M., 2007.-S. 94. [Волков В.В. Пути борьбы со слепотой от глаукомы в свете современных знаний // "Федоровские чтения": Сб. тез. юбилейной науч.-практ. конф. -М., 2007.-С. 94. (Em russo)]

41. Volodin P.L., Tereshchenko A.B., Bely Yu.A., Kaplan M.A. Combinação de terapia fotodinâmica e termoterapia transpupilar no tratamento de neoplasias intra-oculares // Tecnologias modernas para o tratamento da patologia vitreorretiniana: Coll. scientific Art. - M., 2007. - P. 70-74. [Володин П.Л, Терещенко А.В., Белый Ю.А., Каплан М.А. Сочетание фотодинамической терапии и транспупиллярной термотерапии в лечении внутриглазных новоообразований // Современные технологии лечения витреоретинальной патологии: Сб. науч. ст. - М., 2007. - С. 70-74. (Em russo)].

42. Volodin P.L. Estudo experimental dos limiares de danos fotodinâmicos na retina e na coroide usando o fotossensibilizador doméstico "Photoditazin" // VIII Congresso de Oftalmologistas Russos: resumos. - M., 2005. - P. 382. [Володин П.Л. Экспериментальное изучение порогов фотодинамического повреждения сетчатки и хориоидеи с использованием отечественного фотосенсибилизатора "Фотодитазин"

// VIII съезд офтальмологов России: тезисы докладов. - М., 2005. - С. 382. (Em russo)].

43. Gavrilova I.A., Chuprov A.D. Primeira experiência de utilização da derivação EXPRESS na cirurgia do glaucoma refratário // "Glaucoma: teorias, tendências, tecnologias": Artigos científicos da IX Conferência Internacional de Glaucoma. -M., 2011.-S. 79-81. [Гаврилова И.А., Чупров А.Д. Первый опыт применения шунта EXPRESS в хирургии рефрактерной глаукомы // "Глаукома: теории, тенденции, технологии": Сб. науч. статей IX международной конф. -М., 2011.-С. 79-81. (Em russo)]

44. Galimova V.U., Kornilaeva G.G., Muslimov S.A. e outros. Tratamento cirúrgico combinado de algumas formas de glaucoma secundário // Materiais da VI Conferência Euro-Asiática de Cirurgia Oftálmica. Ekaterinburg, 2012. - P. 122 - 124. [Галимова В.У., Корнилаева Г.Г., Муслимов С.А. и др. Комбинированное хирургическое лечение некоторых форм вторичной глаукомы // Материалы VI Евро-Азиатской конференции по офтальмохирургии. Екатеринбург, 2012. - С. 122 - 124. (Em Russ.)]

45. Galimullin F.A., Amirov A.N., Fatikhova A.C. Resultados a longo prazo da implantação da válvula Ahmed no glaucoma refratário // Third All-Russian Conf. "Leituras de Broshevsky": Sat. resumo - Samara, 2012. - P. 151 154. [Галимуллин Ф. А., Амиров А.Н., Фатихова А.С. Отдаленные результаты имплантации клапана Ахмед при рефрактерной глаукоме // Третья Всероссийская конф. "Брошевские чтения": Сб. тез. - Самара, 2012. - С. 151 154.(Em russo)]

46. Gatsu M.V. Termoterapia transpupilar no tratamento da neovascularização coroidal latente e clássica // Congresso de Oftalmologistas da Rússia, 8º: Resumos - M., 2005 P. 386. [Гацу М.В. Транспупиллярная термотерапия в лечении скрытой и классической хориоидальной неоваскуляризации // Съезд офтальмологов России, 8-й: Тез.докл.- М., 2005 С. 386.(Em russo)]

47. Golovachev O.G. Prevenção de complicações pós-operatórias na cirurgia do glaucoma // Glaucoma News. 2012. - No. 1. - P. 12[Головачев О.Г. Профилактика постоперационных осложнений в хирургии глауком // Новости глаукомы. 2012. - №1. - С. 12(Em russo)]

48. Gorbunova K.S., Novikov S.V., Shatskikh A.V., Takhchidi E.Kh. Efeito antiproliferativo de um complexo de glicosaminoglicanos sulfatados durante a cicatrização de feridas da esclera // Materiais da conferência científica e prática "Problemas actuais de oftalmologia". Coleção de artigos científicos. - Moscovo. - 2011. - P.79-8[Горбунова К.С., Новиков С.В., Шацких А.В., Тахчиди Е.Х. Антипролиферативное действие комплекса сульфатированных гликозаминогликанов при ранозаживлении склеры // Материалы научно-практической конференции «Актуальные

проблемы офтальмологии». Сборник научных трудов. - Москва.- 2011. - С.79-8(Em russo)]

49. Gubarenkova BC Allodrainage as a way to activate the suprachoroidal space in refractory glaucoma (experimental clinical study): Resumo. dis. . Doutoramento em mel. Sci. M., 2009. - 24 p. [Губаренкова В.С. Аллодренирование как способ активации супрахориоидального пространства при рефрактерной глаукоме (экспериментально-клиническое исследование): Автореф. дис. . канд. мед. наук. М., 2009. - 24 с.(Em russo)]

50. Gulyaev M.V. Cirurgia de preservação de órgãos do glaucoma neovascular // IX Congresso de Oftalmologistas da Rússia: Resumos. - M., 2010. - P. 161. [Гуляев М.В. Органосохраняющая хирургия неоваскулярной глаукомы // IX съезд офтальмологов России: Тезисы. - М., 2010. - С. 161.(Em russo)]

51. Gupalo O.D., Slonimsky S.Yu., Kulik AB Análise comparativa dos resultados a longo prazo de operações repetidas de antiglaucoma // Glaucoma. -2011.-No. 1.-S. 19-22. [Гупало О.Д., Слонимский С.Ю., Кулик А.В. Сравнительный анализ отдаленных результатов повторных антиглаукомных операций // Глаукома. -2011.-№ 1.-С. 19-22.(Em russo)]

52. Gusarevich O.G., Gusarevich A.A., Nurlanbaeva A.E., Aidagulova S.V. Terapia medicamentosa para glaucoma refratário: presente e futuro // RMJ "Clinical Ophthalmology". 2014. No. 2. P. 64[Гусаревич О.Г., Гусаревич А.А., Нурланбаева А.Е., Айдагулова С.В. Медикаментозная терапия рефрактерной глаукомы: настоящее и будущее // РМЖ "Клиническая Офтальмология". 2014. №2. С. 64(Em Russ.)]

53. Dautova Z.A., Novikova-Bilak T.A., Klyushnikova E.V., Khakimov AM Glaucoma neovascular: questões resolvidas e não resolvidas de prevenção e tratamento // "Glaucoma: teoria e prática": Coleção. actas científicas Conf. -C.-IX, 2012.-S. 84 -91. [Даутова З.А., Новикова-Билак Т.А., Клюшникова Е.В., Хакимов А.М. Неоваскулярная глаукома: решенные и нерешенные вопросы профилактики и лечения // "Глаукома: теория и практика": Сб. науч. трудов конф. -С.-IX, 2012.-С. 84 -91.(Em russo)]

54. Egorov E.A. (ed.) Glaucoma. Liderança nacional. M.: GEOTAR-Media, 2013. 824 p. [Егоров Е.А. (ред.) Глаукома. Национальное руководство. М.: ГЭОТАР-Медиа, 2013. 824 с.(Em russo)]

55. Egorov E.A., Astakhov Yu.S., Shchuko A.G. Diretrizes nacionais para o glaucoma. M.: Medicina, 2008. 217 p. [Егоров Е.А., Астахов Ю.С., Щуко А.Г. Национальное руководство по глаукоме. М.: Медицина, 2008. 217 с.(Em Russ.)]

56. Egorov E.A., Kuroedov AB Caraterísticas clínicas e epidemiológicas selecionadas do glaucoma nos países da CEI e na Geórgia. Resultados de um estudo retrospetivo aberto multicêntrico (parte 1) // Clínica. oftalmologia. 2011. - No. 3. - P. 97 - 100. [Егоров Е.А., Куроедов

А.В. Отдельные клинико-эпидемиологические характеристики глаукомы в странах СНГ и Грузии. Результаты многоцентрового открытого ретроспективного исследования (часть 1) // Клинич. офтальмология. 2011. - № 3. - С. 97 - 100.(Em russo)]

57. Egorov E.A., Kuroedov AB Caraterísticas clínicas e epidemiológicas selecionadas do glaucoma nos países da CEI e na Geórgia. Resultados de um estudo retrospetivo aberto multicêntrico (parte 2) // Clínico. oftalmologia. 2012. - No. 1. - P. 19-22. [Егоров Е.А., Куроедов А.В. Отдельные клинико-эпидемиологические характеристики глаукомы в странах СНГ и Грузии. Результаты многоцентрового открытого ретроспективного исследования (часть 2) // Клинич. офтальмология. 2012. - № 1. - С. 19-22.(Em russo)]

58. Erichev V.P., Bessmertny A.M., Vasilenkova L.V. e outros. Possibilidades de cirurgia de drenagem // Materiais da IV conferência internacional. "Glaucoma: teorias, tendências, tecnologias" M., 2006. - P. 107 - 112. [Еричев В.П., Бессмертный А.М., Василенкова Л.В. и др. Возможности дренажной хирургии // Материалы IV международной конф. "Глаукома: теории, тенденции, технологии" М., 2006. - С. 107 - 112.(Em russo)]

59. Erichev V.P., Dugina A.E., Mazurova Yu.V. Formas de dosagem fixa: uma abordagem moderna para o tratamento do glaucoma // Glaucoma. 2010. No. 1. P. 62-66. [Еричев В.П., Дугина А.Е., Мазурова Ю.В. Фиксированные лекарственные формы: современный подход к терапиии глаукомы // Глаукома. 2010. № 1. С. 62-66.(Em russo.)]

60. Erichev V.P., Ermolaev A.P. Eficiência e segurança da cirurgia de drenagem para glaucoma neovascular // "Glaucoma: realidade e perspectivas": Coll. artigos científicos. M., 2008. - P. 30 - 32. [Еричев В.П., Ермолаев А.П. Эффективность и безопасность дренажной хирургии при неоваскулярной глаукоме // "Глаукома: реальность и перспективы": Сб. науч. статей. М., 2008. - С. 30 - 32.(Em russo)]

61. Ermolovich O.V., Laptev D.S. Tratamento cirúrgico de formas refractárias de glaucoma utilizando o método de auto-esclerodrenagem fenestrada // IX Congresso de Oftalmologistas da Rússia: Resumos. M., 2010. - P. 148. [Ермолович О.В., Лаптев Д.С. Хирургическое лечение рефрактерных форм глаукомы методом окончатого аутосклеродренирования // IX съезд офтальмологов России: Тез.докл. М., 2010. - С. 148.(Em russo)]

62. Zhaboyedov G.D., Kovalenko Yu.V. Avaliação comparativa da eficácia dos métodos de cicloculação transescleral a laser de diodo no tratamento complexo de pacientes com glaucoma primário de ângulo aberto // Revista Ophthalmol. 2006. No. 3. P. 156-157. [Жабоедов Г.Д., Коваленко Ю.В. Сравнительная оценка эффективности способов диодлазерной транссклеральной циклокоагуляции в комплексном

лечении больных первичной открытоугольной глаукомы // Офтальмол. журн. 2006. № 3. С. 156-157.(Em russo.)]

63. Zaika V.A., Zlobin I.V., Bronsky D.I. Tratamento de formas graves de glaucoma neovascular secundário // Materiais da VI Conferência Euro-Asiática de Cirurgia Oftálmica. Ekaterinburg, 2012. - P. 124 - 125[Зайка В.А., Злобин И.В., Бронский Д.И. Лечение тяжелых форм вторичной неоваскулярной глаукомы // Материалы VI Евро-Азиатской конференции по офтальмохирургии. Екатеринбург, 2012. - С. 124 - 125(Em Russ.)]

64. Zakharova E.K., Neroev V.V., Kiseleva OA, etc. Resultados a longo prazo da intervenção de drenagem microinvasiva na cirurgia do glaucoma // V Fórum Nacional Russo de Oftalmologia: Coleção. trabalhos científicos -M., 2012. T.1. - P. 42 - 44. [Захарова Е.К., Нероев В.В., Киселева О.А. и др. Отдаленные результаты микроинвазивного дренирующего вмешательства в хирургии глаукомы // V Российский общенациональный офтальмологический форум: Сб. науч. трудов. -М., 2012. Т.1. - С. 42 - 44.(Em russo)]

65. Zahidov A.B. Tratamento cirúrgico combinado do glaucoma primário de ângulo aberto com imunocorrecção local dos processos reparadores: Resumo da tese. dis. . Candidato de Ciências Médicas M., 2010.-20 p. [Захидов А.Б. Комбинированное хирургическое лечение первичной открытоугольной глаукомы с локальной иммунокоррекцией репаративных процессов: Автореф. дис. . канд.мед.наук. М., 2010.-20 с.(Em russo)]

66. Zbitneva S.V., Vitovskaya O.P. Eficiência do tratamento cirúrgico do glaucoma secundário utilizando a válvula de Ahmed // Glaucoma: teorias, tendências, tecnologias: VII internacional. Conf.: Sat. arte científica. - M., 2009. - P. 213. [Збитнева С.В., Витовская О.П. Эффективность хирургического лечения вторичной глаукомы с использованием клапана "Ахмед" // Глаукома: теории, тенденции, технологии: VII международ. конф.: Сб. научн. ст. - М., 2009. - С. 213.(Em russo)]

67. Zolotarev AB, Malyshev AC, Fadeeva AB Terapia fotodinâmica da neovascularização subretiniana com o medicamento Vizudin // Bulletin of Ophthalmol. 2007. -No. 6. - P. 21-23. [Золотарев А.В., Малышев А.С., Фадеева А.В. Фотодинамическая терапия субретинальной неоваскуляризации с использованием препарата Визудин // Вестник офтальмол. 2007. -№ 6. - С. 21-23.(Em Russ.)]

68. Zuev V.K., Ivanova E.S., Sokolovskaya T.V. Avaliação da intensidade dos processos reparadores em pacientes com alto risco de desenvolver cicatrizes pós-operatórias excessivas // VII Congresso de Oftalmologistas da Rússia: Resumos de relatórios Moscovo, - 2000. - T. I. - C 135. [Зуев В.К., Иванова Е.С., Соколовская Т В. Оценка интенсивности репаративных процессов у пациентов с высоким риском развития избыточного послеоперационного рубцевания // VII съезд

офтальмологов России: Тезисы докладов Москва, - 2000. - Т. I. - С. 135.(Em russo)]

69. Izmailov A.C., Bayborodov Ya.V. Combinação da terapia fotodinâmica com a administração intravítrea de Kenalog, primeira experiência de utilização // Seminário de toda a Rússia - mesa redonda "Makula-2006, 2: Resumos. - Rostov-on-Don, 2006 - pp. 53-54. [Измайлов А.С., Байбородов Я.В. Комбинирование фотодинамической терапии с интравитреальным ведением кеналога первый опыт применения // Всероссийский семинар - круглый стол "Макула-2006, 2-й": Тез.докл. - Ростов-на-Дону, 2006 - С. 53-54.(Em russo)]

70. Izmailov A.C., Balashevich L.I. Terapia fotodinâmica com Visudin: critérios para o sucesso do tratamento // Vestn.oftalmol. 2007. - No. 6.-S. 17-20. [Измайлов А.С., Балашевич Л.И. Фотодинамическая терапия с Визудином: критерии успеха лечения // Вестн.офтальмол. 2007. - № 6.-С. 17-20.(Em russo.)]

71. Izmailova S.B. Tratamento cirúrgico das principais formas de glaucoma refratário utilizando drenagem de hidrogel em cirurgia penetrante de pequenas incisões: Resumo da tese. dis. . Candidato de Ciências Médicas M., 2005. - 24 p. [Измайлова С.Б. Хирургическое лечение основных форм рефрактерной глаукомы с использованием гидрогелевого дренажа в проникающей хирургии малых разрезов: Автореф. дис. . канд.мед.наук. М., 2005. - 24 с.(Em russo)]

72. Kalish Yu. I., Vakhidov V. V., Sadykov R. R. Possibilidades e perspectivas da irradiação com polilaser na cirurgia abdominal. //5º Congresso dos Cirurgiões das Repúblicas da Ásia Central e do Cazaquistão. - 1991. - P. 192-194. [Калиш Ю. И., Вахидов В. В., Садыков Р. Р. Возможности и перспективы полилазерного облучения в абдоминальной хирургии. //5 съезд хирургов республик Средней Азии и Казахстана. - 1991. - С. 192-194.(Em russo)]

73. Kamilov Kh. M., Kasymova M. S., Zakirkhodzhaev R. A. O uso de luz cintilante no diagnóstico diferencial da patologia do nervo ótico // RMJ "Oftalmologia Clínica". 2012, no. 2, p. 68[Камилов Х. М., Касымова М. С., Закирходжаев Р. А. Использование мелькающего света при дифференциальной диагностике патологии зрительного нерва // РМЖ "Клиническая офтальмология". 2012, №2, С. 68(Em russo)]

74. Kaplan M.A., Ponomarev G.V., Baum R.F. e outros. Estudo da atividade fotodinâmica específica da fotoditazina durante a terapia fotodinâmica em animais portadores de tumores experimentais // RBZh. 2003. - No. 4. - P. 23-30. [Каплун А.П., Белый Ю.А., Терещенко А.В., Володин П.Л., Новиков С.В., Каплан М.А., Пономарев Г.В., Шкворченко Д.О. Способы направленной доставки фотосенсибилизаторов для проведения фотодинамической терапии в

офтальмологии // Рефракционная хирургия и офтальмология, 2005. - Т.5, №2.-С. 43-47. (Em russo)].

75. Kaplun A.P., Bely Yu.A., Tereshchenko A.B., Volodin P.L., Novikov C.B., Kaplan M.A., Ponomarev G.V., Shkvorchenko D.O. Methods of targeted delivery of photosensitizers for photodynamic therapy in ophthalmology // Cirurgia refractiva e oftalmologia, 2005. - T.5, No. 2.-S. 43-47. [Каплун А.П., Белый Ю.А., Терещенко А.В., Володин П.Л., Новиков С.В., Каплан М.А., Пономарев Г.В., Шкворченко Д.О. Способы направленной доставки фотосенсибилизаторов для проведения фотодинамической терапии в офтальмологии // Рефракционная хирургия и офтальмология, 2005. - Т.5, №2.-С. 43-47.(Em russo)]

76. Karanov K.S., Annanepesov K.O., Shamyradova G. Sobre a questão da frequência e das causas dos aumentos repetidos do oftalmotonus após operações antiglaucomatosas // Glaucoma News. 2012. - No. 1. - P. 45. [Каранов К.С., Аннанепесов К.О., Шамырадова Г. К вопросу о частоте и причинах повторного повышения офтальмотонуса после антиглаукоматозных операций // Новости глаукомы. 2012. - №1. - С. 45.(Em russo)]

77. Kardash O.N., Semak G.R., Zubovskaya E.T. Neovascular glaucoma as a functional outcome of vaso-occlusive opticoretinal diseases in long-term follow-up // "Glaucoma: theory and practice": Coll. scientific Proceedings Conf. S.-P., 2012. - P. 120 - 125. [Кардаш О.Н., Семак Г.Р., Зубовская Е.Т. Неоваскулярная глаукома как функциональный исход вазоокклюзионных оптикоретинальных заболеваний в отдаленные сроки наблюдения // "Глаукома: теория и практика": Сб. науч. трудов конф. С.-П., 2012. - С. 120 - 125.(Em russo)]

78. Karimova M.Kh., Savranova T.N. Avaliação da eficácia de vários métodos de tratamento cirúrgico do glaucoma neovascular // Materiais de trabalho científico e prático. conf. "Problemas actuais de oftalmologia". Ufa, 2009. -S. 438-441. [Каримова М.Х., Савранова Т.Н. Оценка эффективности различных методов хирургического лечения неоваскулярной глаукомы // Материалы науч.-практ. конф. "Актуальные проблемы офтальмологии". Уфа, 2009. -С. 438-441.(Em russo)]

79. Karimova M.Kh., Savranova T.N., Rozukulov V.U. Eficiência da utilização da drenagem de xenocolagénio no tratamento cirúrgico do glaucoma neovascular // IX Congresso de Oftalmologistas da Rússia: Relatório Proc. -M., 2010.-S. 153 154. [Каримова М.Х., Савранова Т.Н., Розукулов В.У. Эффективность использования ксеноколлагенового дренажа при хирургическом лечении неоваскулярной глаукомы // IX Съезд офтальмологов России: Тез. докл. -М., 2010.-С. 153 154.(Em russo)]

80. Katargina L. A. Glaucoma pós-tuveal em crianças e adolescentes. Glaucoma. No. 4, 2003[Катаргина Л. А. Постувеальная глаукома у детей и подростков. Глаукома. №4, 2003(Em Russ.)]

81. Katsnelson L.A., Forofonova T.I., Bunin A.Ya. Doenças vasculares do olho. -M.: Medicina, 1990. P. 182-195. [Кацнельсон Л.А., Форофонова Т.И., Бунин А.Я. Сосудистые заболевания глаза. -М.: Медицина, 1990. С. 182-195.(Em russo)]

82. Kiseleva O.A., Bessmertny A.M., Kosakyan S.M., El-Aidi I.S. Tratamento cirúrgico combinado do glaucoma terminal // IX International Conf. "Glaucoma: teorias, tendências, tecnologias": Sat. artigos científicos M., 2011. - P. 134 - 136. [Киселева О.А., Бессмертный А.М., Косакян С.М., Эль-Айди И.С. Комбинированное хирургическое лечение терминальной глаукомы // IX Международная конф. "Глаукома: теории, тенденции, технологии": Сб. науч. статей М., 2011. - С. 134 - 136.(Em russo.)]

83. Knyazeva E.S. Sistema para a prevenção de complicações intra e pós-operatórias no tratamento cirúrgico do glaucoma // Resumo do autor. dis. Ph.D. ciências médicas - Chelyabinsk, 2002. -21 p. [Князева Е.С. Система профилактики интраоперационных и послеоперационных осложнений в хирургическом лечении глаукомы // Автореф. дис. канд. мед.наук. - Челябинск, 2002. -21 с.(Em russo)]

84. Korobitsin A.N. Resolução do problema da hipertensão ocular após esclerectomia profunda não penetrante // VII Conf. "Glaucoma: teorias, tendências, tecnologias": Sat. artigos científicos M., 2010. - pp. 179-184. [Коробицин А.Н. Решение проблемы офтальмогипертензии после непроникающей глубокой склерэктомии // VII Международнай конф. "Глаукома: теории, тенденции, технологии": Сб. науч. статей М., 2010. - С. 179- 184.(Em russo)]

85. Krasnovsky AA Fosforescência do oxigénio singlete: existe uma perspetiva de utilização na prática clínica? // RBZh. 2006. - T. 5. -No. 1.-S. 28. [Красновский А.А. Фосфоресценция синглетного кислорода: есть ли перспектива применения в клинической практике?// РБЖ. 2006. - Т. 5. -№ 1.-С. 28(Em russo)]

86. Krylov V.A., Rosenkranz M.K., Afonina E.V. Avaliação da eficácia da utilização combinada de terapia anti-VEGF com implantação de drenagem de explante de válvula Ahmed para glaucoma refratário neovascular em doentes com diabetes mellitus / Ophthalmosurgery. - 2011. - No. 2. - C. [Крылов В.А., Розенкранц М.К., Афонина Е.В. Оценка эффективности комбинированного применения анти-VEGF-терапии с имплантацией клапанного эксплантодренажа Ахмеда при неоваскулярной рефрактерной глаукоме у пациентов, страдающих сахарным диабетом / Офтальмохирургия. - 2011. - №2. - С.(Em Russ.)]

87. Krylov V.A., Rosenkranz M.K., Afonina E.V. Avaliação da eficácia da utilização combinada de terapia anti-VEGF com implantação de drenagem de explante de válvula Ahmed para glaucoma refratário neovascular em doentes com diabetes mellitus // Oftalmosurgery. 2011. No. 2. P. 26-29. [Крылов В.А., Розенкранц М.К., Афонина Е.В. Оценка эффективности комбинированного применения анти-VEGF-терапии с имплантацией клапанного эксплантодренажа Ахмеда при неоваскулярной рефрактерной глаукоме у пациентов, страдающих сахарным диабетом // Офтальмохирургия. 2011. № 2. С. 26-29.(Em Russ.)]

88. Krylov, V.A. Avaliação da eficácia da utilização combinada da terapia anti-VEGF com a implantação da drenagem de explantes da válvula Akhmed para o glaucoma refratário neovascular em doentes com diabetes mellitus / V.A. Krylov, M.K. Rosenkranz, E.V. Afonina // Ophthalmosurgery. - 2011. - No. 2. - P. 26-29. [(In Russ.)]

89. Kurmangalieva M.M. Fundamentos clínicos e experimentais para otimizar o sistema de tratamento cirúrgico de doentes com glaucoma: Resumo da tese. dis. . Dr. med. Sci. Almaty, 2006. - 34 p. [Курмангалиева М.М. Клинико-экспериментальное обоснование оптимизации системы хирургического лечения больных глаукомой: Автореф. дис. . д-ра мед. наук. Алматы, 2006. - 34 с.(Em russo.)]

90. Kurysheva N.I. Tratamento do glaucoma: aspectos modernos e diferentes pontos de vista sobre o problema // Glaucoma. 2004. - No. 3. - P. 57 - 67. [Курышева Н.И. Лечение глаукомы: современные аспекты и различные взгляды на проблему // Глаукома. 2004. - № 3. - С. 57 - 67.(Em russo)]

91. Kurysheva N.I., Gankovskaya Л.В., Kovalchuk Л.В. e outros. Aspectos imunológicos da cicatrização excessiva do tecido ocular após operações antiglaucomatosas. Materiais da III Conf. Euro-Asiática de cirurgia oftálmica. - Ekaterinburg, 2003. - P. 79 - 80. [Курышева Н.И., Ганковская Л.В., Ковальчук Л.В. и др. Иммунологические аспекты избыточного рубцевания тканей глаза после антиглаукоматозных операций. Материалы III Евро-Азиатской конф. по офтальмохирургии. - Екатеринбург, 2003. - С. 79 - 80.(Em russo)]

92. Kushnir V.N., Russu A.A., Kushnir V.V. Avastin: avaliação da eficácia no glaucoma neovascular // "Fedorov Readings": Coll. resumo VIII All-Russian Scientific and Practical. conf. com participação internacional M., 2009. -S. 247-249. [Кушнир В.Н., Руссу А.А., Кушнир В.В. Авастин: оценка эффективности при неоваскулярной глаукоме // "Федоровские чтения": Сб. тез. VIII Всероссийской науч.-практ. конф. с международным участием М., 2009. -С. 247-249.(Em russo)]

93. Kushnir V.N., Russu A.A., Kushnir V.V. Glaucoma neovascular - problemas de tratamento e possíveis soluções // Clínico. oftalmologia 2011.

- T. 12. - No. 4. - P. 129 - 130. [Кушнир В.Н., Руссу А.А., Кушнир В.В. Неоваскулярная глаукома - проблемы лечения и пути их возможного решения // Клинич. офтальмология 2011. - Т. 12. - № 4. - С. 129 - 130.(Em russo)]

94. Kushnir V.N., Suratsel L.A., Lupan V.D. Avaliação da qualidade de vida de pacientes com glaucoma primário de ângulo aberto tratados com medicação // X Congresso Internacional "Glaucoma: teorias, tendências, tecnologias": Coleção. artigos científicos. M., 2012. - P. 229 - 233. [Кушнир В.Н., Сурацел Л.А., Лупан В.Д. Оценка качества жизни пациентов первичной открытоугольной глаукомой, леченых медикаментозно // X Международный конгрес "Глаукома: теории, тенденции, технологии": Сб. науч. статей. М., 2012. - С. 229 - 233.(Em russo)]

95. Lebedev O.I., Kalizhnikova E.A., Kovalevsky V.V., Yavorsky A.E. Esclerectomia profunda não penetrante modificada: a influência da idade dos pacientes na eficácia da operação // XI All-Russian. Escola de Oftalmologia: Sat. trabalhos científicos M., 2011. - P. 92 - 95. [Лебедев О.И., Калижникова Е.А., Ковалевский В.В., Яворский А.Е. Модифицированная непроникающая глубокая склерэктомия: влияние возраста больных на эффективность операции // XI Всерос. школа офтальмолога: Сб. науч. трудов. М., 2011. - С. 92 - 95.(Em russo)]

96. Lebedev O.I., Surov AB Mecanismos imunitários de regulação dos processos reparadores após operações antiglaucomatosas // "Oftalmoimunologia. Resultados e perspectivas": Sat. artigos científicos. M., 2007.- pp. 163 - 165. [Лебедев О.И., Суров А.В. Иммунные механизмы регуляции репаративных процессов после антиглаукоматозных операций // "Офтальмоиммунология. Итоги и перспективы": Сб. науч. статей. М., 2007.- С. 163 - 165.(Em russo)]

97. Lebedev O.I., Yavorsky A.E., Stolyarov G.M. e outros. Prevenção de cicatrizes excessivas durante a esclerectomia profunda não penetrante // Glaucoma. -2011. No. 1. - P. 32 - 36. [Лебедев О.И., Яворский А.Е., Столяров Г.М. и др. Профилактика избыточного рубцевания при непроникающей глубокой склерэктомии // Глаукома. -2011. № 1. - С. 32 - 36.(Em russo)]

98. Lebedev O.I., Yavorsky A.E., Khimich E.G., Kovalevsky V.V. Formas de aumentar a eficácia da esclerectomia profunda não penetrante // VIII International scientific. conf. "Glaucoma: teorias, tendências, tecnologias": Sat. artigos científicos. M., 2010. - P. 236 - 245. [Лебедев О.И., Яворский А.Е., Химич Е.Г., Ковалевский В.В. Способы повышения эффективности непроникающей глубокой склерэктомии // VIII Международная науч. конф. "Глаукома: теории, тенденции, технологии": Сб. науч. статей. М., 2010. - С. 236 - 245.(Em russo)]

99. Libman E.S. Caraterísticas epidemiológicas do glaucoma // Glaucoma (aplicação). 2009. No. 1. P. 2-3. [Либман Е.С.

Эпидемиологическая характеристика глаукомы // Глаукома (приложение). 2009. № 1. С. 2-3.(Em russo)]

100. Libman E.S. Epidemiologia das deficiências visuais incapacitantes // "Leituras de Fedorov": Coleção de artigos. teses do aniversário científico-prático. conf. M., 2007. - P. 392.[Либман Е.С. Эпидемиология иивалидизирующих нарушений зрения // "Федоровские чтения": Сб. тезисов юбилейной науч.-практ. конф. М., 2007. - С. 392.(Em russo)]

101. Libman E.S., Kaleeva E.V. Estado e dinâmica da incapacidade devido a deficiência visual na Rússia // IX Congresso de Oftalmologistas da Rússia: Resumos. - M., 2010.-S. 73. [Либман Е.С., Калеева Э.В. Состояние и динамика инвалидности вследствие нарушения зрения в России // IX Съезд офтальмологов России: Тез.докл. - М., 2010.-С. 73.(Em russo)]

102. Lipatov, D.V., Chistyakov T.A., Kuzmin A.G. Eficácia hipotensiva da terapia combinada no tratamento do glaucoma neovascular secundário // Glaucoma. - 2010. - No. 4. - P. 29-31. [Липатов Д. В., Чистяков Т. А., Кузьмин А. Г., Толкачева А. А. Особенности клиники и лечения неоваскулярной глаукомы у пациентов с сахарным диабетом. Сборник научных трудов IV Общенационального офтальмологического форума, том 1, М. 2012(Em russo)]

103. Lipatov, D.V., Chistyakov T.A., Kuzmin A.G. Cirurgia de drenagem para glaucoma rubeoso secundário em pacientes com diabetes mellitus // Russian Medical Journal. Oftalmologia clínica. - 2009. - T. 10, No. 4. - P. 137-138. [Липатов, Д.В., Чистяков Т.А., Кузьмин А.Г. Гипотензивная эффективность комбинированной терапии в лечении вторичной неоваскулярной глаукомы // Глаукома. - 2010. - № 4. - С. 29-31.(Em russo)]

104. Lipatov, D.V. Uso da válvula Ahmed no glaucoma rubeoso secundário / D.V. Lipatov, T.A. Chistyakov // Glaucoma: realidade e perspectivas: coleção. artigos científicos. - M., 2008. - P. 52-56. [Липатов, Д.В., Чистяков Т.А., Кузьмин А.Г. Дренажная хирургия вторичной рубеозной глаукомы у пациентов с сахарным диабетом / // Русский медицинский журнал. Клиническая офтальмология. - 2009. - Т. 10, № 4. - С. 137-138.(Em russo)]

105. Lipatov, D.V. Uso da válvula Ahmed no glaucoma rubeoso secundário / D.V. Lipatov, T.A. Chistyakov // Glaucoma: realidade e perspectivas: coleção. artigos científicos. - M., 2008. - P. 52-56. [Липатов, Д.В. Использование клапана Ахмеда при вторичной рубеозной глаукоме / Д.В. Липатов, Т.А. Чистяков// Глаукома: реальность и перспективы: сб. науч. статей. - М., 2008. - С. 52-56.(Em russo)]

106. Lovpache D.N. Prognóstico clínico e imunológico e prevenção cirúrgica de cicatrizes excessivas após operações antiglaucomatosas:

Resumo da tese. dis. Candidato de Ciências Médicas Sci. M., 2000. - 25 p. [Ловпаче Д.Н. Клинико-иммунологическое прогнозирование и хирургическая профилактика избыточного рубцевания после антиглаукоматозных операций: Автореф. дис. канд.мед. наук. М., 2000. - 25 с.(Em russo.)]

107. Loskutov I. A. Modelação de almofadas de filtração // Glaucoma. - 2010. - No. 2. pp. 30-37. [Ловпаче Д.Н. Клинико-иммунологическое прогнозирование и хирургическая профилактика избыточного рубцевания после антиглаукоматозных операций: Автореф. дис. канд.мед. наук. М., 2000. - 25 с.(Em russo.)]

108. Luzyanina V.V. Desenvolvimento de um método radiocirúrgico para o tratamento do glaucoma neovascular secundário (estudos clínicos experimentais): Resumo da tese. dis. Candidato de Ciências Médicas M., 2002. - 29 p. [Лоскутов И. А. Моделирование фильтрационных подушек // Глаукома. - 2010. - №2. С. 30-37.(Em Russ.)]

109. Medvedev I.B., Belikova E.I., Syamichev M.P. Terapia fotodinâmica com Visudin no tratamento da neovascularização coroidal na miopia complicada // Bulletin oftalmol 2007. - No. 6. - P. 23-25. [Лузьянина В.В. Разработка радиохирургического метода лечения вторичной неоваскулярной глаукомы (экспериментальные клинические исследования): Автореф. дис. канд.мед.наук. М., 2002. - 29 с.(Em russo)]

110. Meerovich I.G., Stratonnikov A.A., Ryabova A.V. e outros. Estudos de absorção ótica de sensibilizadores em tecidos biológicos in vivo. RBJ 2004; 3(2): 54-55. [Медведев И.Б., Беликова Е.И., Сямичев М.П. Фотодинамическая терапия с Визудином в лечении хориоидальной неоваскуляризации при осложненной близорукости// Вестник офтальмол 2007. - № 6. - С. 23-25.(Em russo)]

111. Mukazhanova A. S., Sangilbaeva Zh. O. O problema da cicatrização excessiva após operações antiglaucomatosas (revisão da literatura). // Revistas de oftalmologia do Cazaquistão. 2016. No. 1-2. pp. 40-43[Мукажанова А. С., Сангилбаева Ж. О. Проблема избыточного рубцевания после антиглаукоматозных операций (обзор литературы). // Қазақстан офтальмологиялық журналы. 2016. №1-2. С. 40-43(Em russo)]

112. Musin U.K. Tratamento cirúrgico do glaucoma neovascular de origem diabética: Resumo da tese. dis. Candidato de Ciências Médicas Chelyabinsk, 2007. -36 p. [Мусин У.К. Хирургическое лечение неоваскулярной глаукомы диабетического генеза: Автореф. дис. канд.мед.наук. Челябинск, 2007. -36 с.(Em russo)]

113. Nazyrov F. G., Baibekov I. M. Terapia fotodinâmica a laser de tumores - perspectivas e oportunidades em cirurgia // Cirurgia do Uzbequistão, 2000, -2, p. 55-58. [Назыров Ф. Г., Байбеков И. М. Лазерная

фотодинамическая терапия опухолей - перспективыф и возможности в хирургии // Хирургия Узбекистана, 2000, -2, с. 55-58.(Em russo)]

114. Narzikulova K.I., Abdullaeva M. Dinâmica das alterações nos parâmetros de peroxidação lipídica sob a influência da terapia fotodinâmica // Vestn. Academia Médica de Tashkent, 2015. - No. 4. - P.29-31. [Нарзикулова К. И., Абдулллаева М. Динамика изменения показателей перекисного окисления липидов при воздействии фотодинамической терапии // Вестн. Ташкентской Медицинской Академии, 2015. - №4. - С.29-31.(Em russo)]

115. Nesterov A.P. Glaucoma. M.: Medicina, 2008. - 357 p. [Нестеров А.П. Глаукома. М.: Медицина, 2008. - 357 с. (Em Russ.)]

116. Nesterov A.P., Egorov E.A. Classificação do glaucoma // Clínica. oftalmologia 2001. - No. 2. - P. 35 - 37. [Нестеров А.П., Егоров Е.А. Классификация глаукомы // Клинич. офтальмология 2001. - № 2. - С. 35 - 37.(Em russo)]

117. Nesterova E.E. A biomicroscopia de ultra-sons na seleção do tratamento cirúrgico de pacientes com glaucoma: Resumo da tese. dis. Candidato de Ciências Médicas Krasnoyarsk, 2010. - 25 p. [Нестерова Е.Е. Ультразвуковая биомикроскопия в выборе хирургического лечения больных глаукомой: Автореф. дис. канд.мед.наук. Красноярск, 2010. - 25 с.(Em russo.)]

118. Petrov S. Yu. Agulhamento como método de ativação de almofadas de filtração: indicações, caraterísticas da técnica / / Glaucoma.- 2013.- No. 2.-P.75-84. [Петров С. Ю. Нидлинг как метод активации фильтрационных подушек: показания, особенности техники//Глаукома.-2013.- №2.-С.75-84.(Em russo)]

119. Petrushanko O. A., Yarosheva N. A. Utilização de medicamentos anti-vegf no glaucoma neovascular secundário // Fórum científico da juventude: Ciências naturais e médicas: electr. Sat. Art. com base em materiais do aluno XXXIV. correspondência internacional científica-prática conf. - M.: "MCNO". - 2016 -№ 5(33) [Петрушанко О. А, Ярошева Н. А. Применение анти -vegf препарата при вторичной неоваскулярной глаукоме // Молодежный научный форум: Естественные и медицинские науки: электр. сб. ст. по материалам XXXIV студ. междунар. заочной науч.-практ. конф. - М.: "МЦНО". - 2016 -№ 5(33)(In Russ.)]

120. Prokofieva M.I. Abordagens cirúrgicas modernas para o tratamento do glaucoma refratário (revisão da literatura) // Clínica. oftalmologia - 2010.-T. 11. -No. Z.-S. 104-108. [Прокофьева М.И. Современные хирургические подходы к лечению рефрактерной глаукомы (обзор литературы) // Клинич. офтальмология - 2010.-Т. 11. - № 3.-С. 104- 108.(Em russo)]

121. Radionov O.V., Musin U.K. Cirurgia antiglaucomatosa com um componente de flebodecompressão no tratamento do glaucoma neovascular

diabético // "Broshevskie Readings": Sat. Actas da Conf. de toda a Rússia. Samara, 2012. - P. 201 - 205. [Радионов О.В., Мусин У.К. Антиглаукомная операция с флебодекомпрессионным компонентом в лечении диабетической неоваскулярной глаукомы // "Брошевские чтения": Сб. трудов Всероссийской конф. Самара, 2012. - С. 201 - 205.(Em russo)]

122. Robustova O.V. Tratamento cirúrgico combinado do glaucoma neovascular: resumo. dis. . Doutoramento em mel. Sci. M., 2005. - 24 p. [Робустова О.В. Комбинированное хирургическое лечение неоваскулярной глаукомы: Автореф. дис. . канд. мед. наук. М., 2005. - 24 с.(Em russo.)]

123. Robustova O.V., Bessmertny AM Ideias modernas sobre a etiologia e a patogénese do glaucoma neovascular // Glaucoma. - 2003. - №4.-S. 58-63. [Робустова О.В., Бессмертный А.М. Современные представления об этиологии и патогенезе неоваскулярной глаукомы // Глаукома. - 2003. -№4.-С. 58-63.(Em russo)]

124. Ryazantseva T.V., Golub JI.K., Karpenko A.A., et al. Drenagens de explantes com uma superfície nanoestruturada na cirurgia do glaucoma refratário // X Escola de Oftalmologistas de toda a Rússia: Coleção. trabalhos científicos M., 2011. -S. 100-102. [Рязанцева Т.В., Голубь JI.K., Карпенко А.А. и др. Эксплантодренажи с наноструктурированной поверхностью в хирургии рефрактерной глаукомы // X Всероссийская школа офтальмологов: Сб. науч. трудов. М., 2011. -С. 100- 102.(Em russo)]

125. Sadykov R. A., Kasymov K. B., Sadykov R. R. Aspectos técnicos e científicos da terapia fotodinâmica // Tashkent. M.: 168 p. [Садыков Р. А., Касымов К. Б., Садыков Р. Р. Технические и научные аспекты фотодинамической терапии // Ташкент. М.: 168 с.(Em russo)]

126. Sadykov R.R. Possibilidades de utilização de lasers no tratamento cirúrgico complexo de hemangiomas da região maxilofacial e do pescoço: Resumo da tese. dis. . Doutoramento em mel. Sci. Tashkent, 2011. - 15 p. [Садыков Р. Р. Возможности использования лазеров в комплексном хирургическом лечении гемангиом челюстно-лицевой области и шеи: Автореф. дис. . канд. мед. наук. Ташкент, 2011. - 15 с.(Em russo.)]

127. Sergushev S.G., Khomyakova EH Exposição a laser escleral e transescleral no glaucoma neovascular secundário // IX Congresso de Oftalmologistas da Rússia: Resumos. M., 2010. - P. 172. [Сергушев С.Г., Хомякова Е.Н. Склеральное и транссклеральное лазерное воздействие при вторичной неоваскулярной глаукоме // IX Съезд офтальмологов России: Тез.докл. М., 2010. - С. 172.(Em russo)]

128. Skorobogatova E.S., Shmakova O.V., Gavrilova O.V. Análise comparativa da deficiência visual primária em Moscovo e na região de Moscovo // IX Congresso de Oftalmologistas da Rússia: Resumos. M., 2010.

- P. 75. [Скоробогатова Е.С., Шмакова О.В., Гаврилова О.В. Сравнительный анализ первичной инвалидности по зрению в Москве и Московской области // IX Съезд офтальмологов России: Тез.докл. М., 2010. - С. 75.(Em russo)]

129. Solovyova A.V. Táticas diferenciadas de tratamento complexo da doença ocular por queimadura complicada por glaucoma secundário. Resumo do autor. dis. ...cand. ciências médicas M., 2013. [Соловьева А.В. Дифференцированная тактика комплексного лечения ожоговой болезни глаз, осложненной вторичной глаукомой. Автореф. дис. ... канд. мед.наук. М., 2013.(Em russo)]

130. Stranadko E.F. Esboço histórico do desenvolvimento da terapia fotodinâmica // Medicina laser. 2002 - T. 6. - issue. 1. - pp. 4-8. [Странадко Е.Ф. Исторический очерк развития фотодинамической терапии // Лазерная медицина. 2002 - Т. 6. - вып. 1. - С. 4-8.(Em russo)]

131. Stranadko E.F. O mecanismo de ação da terapia fotodinâmica. Terapia fotodinâmica. M., 1999, pp. 3-15. [Странадко Е.Ф. Механизм действия фотодинамической терапии. Фотодинамическая терапия. М., 1999, с.3-15.(Em russo)]

132. Surguch V.K., Erichev V.P. Terapia antiangiogénica para o glaucoma neovascular // Glaucoma. 2010. - No. 2. - P. 55 - 58. [Сургуч В.К., Еричев В.П. Антиангиогенная терапия при неоваскулярной глаукоме // Глаукома. 2010. - № 2. - С. 55 - 58.(Em russo)]

133. Takhchidi H.P., Bely Yu.A., Tereshchenko A.B., Volodin P.L., Semenov A.D., Kaplan M.A., Novikov CB, Ponomarev G.V., Baum R.F. Resultados experimentais da terapia fotodinâmica em oftalmologia usando drogas domésticas de cloro // Oftalmosurgery, 2005. - No. 2. - P. 30-35. [Тахчиди Х.П., Белый Ю.А., Терещенко А.В., Володин П.Л., Семенов А.Д., Каплан М.А., Новиков С.В., Пономарев Г.В., Баум Р.Ф. Экспериментальные результаты фотодинамической терапии в офтальмологии с использованием отечественных препаратов хлоринового ряда // Офтальмохирургия, 2005. -№ 2. - С. 30-35.(Em russo)]

134. Takhchidi H.P., Bely Yu.A., Tereshchenko A.B., Semenov A.D., Kaplan M.A., Volodin P.L., Rumyantsev D.S., Ponomarev G.V., Baum R.F. Photodynamic therapy in ophthalmology // Ophthalmosurgery, 2005. - No. 1. - P. 45-51. [Тахчиди Х.П., Белый Ю.А., Терещенко А.В., Семенов А.Д., Каплан М.А., Володин П.Л., Румянцев Д.С., Пономарев Г.В., Баум Р.Ф. Фотодинамическая терапия в офтальмологии // Офтальмохирургия, 2005. - № 1. - С. 45-51.(Em russo)]

135. Takhchidi Kh.P., Metaev S.A., Cheglakov P.Yu., Tilyakhodzhaev S.S. A utilização de bloqueadores de VEGF na cirurgia do glaucoma neovascular // Actas da V Conf. Euro-Asiática em oftalmologia. Ekaterinburg, 2009.-S. 154-155. [Тахчиди Х.П., Метаев С.А., Чеглаков П.Ю., Тилляходжаев С.С. Применение блокаторов VEGF в хирургии

неоваскулярной глаукомы // Материалы V Евро-Азиатской конф. по офтальмологии. Екатеринбург, 2009.-С. 154- 155.(Em russo)]

136. Takhchidi Kh.P., Novikov S.V., Shatskikh A.V., Takhchidi E.Kh., Gorbunova K.S. Caraterísticas do significado funcional do complexo de glicosaminoglicanos sulfatados na regulação da proliferação de fibroblastos in vitro // Morfologia. - 2012. -T. 142. - No. 5. - P. 49-54. [Тахчиди Х.П., Новиков С.В., Шацких А.В., Тахчиди Е.Х., Горбунова К.С. Особенности функционального значения комплекса сульфатированных гликозаминогликанов в регулировании пролиферации фибробластов in vitro // Морфология. - 2012. -Т. 142. - №5. - С. 49-54.(Em russo.)]

137. Takhchidi Kh.P., Novikov S.V., Shatskikh A.V., Takhchidi E.Kh., Gorbunova K.S. As perspectivas de utilização de reguladores naturais para a prevenção de cicatrizes excessivas durante as operações antiglaucomatosas (revisão da literatura) // Practical Medicine. - 2012. - T. 1. - No. 59. - P. 150-153. [Тахчиди Х.П., Новиков С.В., Шацких А.В., Тахчиди Е.Х., Горбунова К.С. Перспективность использования естественных регуляторов для профилактики избыточного рубцевания при антиглаукомных операциях (обзор литературы) // Практическая медицина. - 2012. - Т. 1. - № 59. - С. 150-153.(Em Russ.)]

138. Takhchidi H.P., Takhchidi E.Kh., Novikov S.V., Shatskikh A.V., Gorbunova K.S. Prevenção intra-operatória de cicatrizes na modelação de esclerectomia profunda não penetrante numa experiência in vivo. Ophthalmosurgery. - 2012. - No. 4. pp. 556-60. [Тахчиди Х.П., Тахчиди Е.Х., Новиков С.В., Шацких А.В., Горбунова К.С. Интраоперационная профилактика рубцевания при моделировании непроникающей глубокой склерэктомии в эксперименте in vivo // Офтальмохирургия. - 2012. - №4. С. 556-60.(Em Russ.)]

139. Uryvaeva E.Yu. Prevenção de processos reparadores excessivos com hidrogel de poliacrilamida durante operações antiglaucomatosas: Resumo da tese. dis. . Candidato de Ciências Médicas S.-P., 2002. - 16 p. [Урываева Э.Ю. Профилактика избыточных репаративных процессов полиакриламидным гидрогелем при проведении антиглаукоматозных операций: Автореф. дис. . канд.мед.наук. С.-П., 2002. - 16 с.(Em russo)]

140. Farazheva E.E. O papel da hipotensão pós-operatória na eficácia das operações não penetrantes: Resumo da tese. dis. . Candidato de Ciências Médicas M., 2010.-21 p. [Фаражева Э.Е. Роль послеоперационной гипотонии в эффективности операций непроникающего типа: Автореф. дис. . канд.мед.наук. М., 2010.-21 с.(Em russo)]

141. Flamer J. Glaucoma. Per. do inglês M.: MEDpress-inform, 2008 [Фламер Дж. Глаукома. Пер. с англ. М. : МЕДпресс-информ, 2008(In Russ.)]

142. Frolov M.A., Dushin N.V., Gonchar P.A. Tratamento cirúrgico do glaucoma secundário e das cataratas: Livro de texto. M., 2008. - P. 21 - 35. [Фролов М.А., Душин Н.В., Гончар П.А. Хирургическое лечение вторичной глаукомы и катаракты: Учебное пособие. М., 2008. - С. 21 - 35.(Em Russ.)]

143. Frolov M.A., Nazarova V.S. Método de tratamento cirúrgico do glaucoma secundário // IX Congresso de Oftalmologistas da Rússia: Resumos. M., 2010. - P. 181. [Фролов М.А., Назарова В.С. Метод хирургического лечения вторичной глаукомы // IX Съезда офтальмологов России: Тез.докл. М., 2010. - С. 181.(Em russo)]

144. Khodzhaev N.S., Nersesov Yu.E., Zahidov A.B. Efeito antiproliferativo da terapia local com citocinas num modelo experimental de cirurgia antiglaucomatosa // Fedorov Readings - 2009: Conf. científica e prática com participação internacional, 8: Sat. científico Art. - M., 2009. - P. 225-226. [Ходжаев Н.С., Нерсесов Ю.Э., Захидов А.Б. Антипролиферативный эффект локальной цитокинотерапиии в экспериментальной модели антиглаукоматозной операции // Федоровские чтения - 2009: Научно-практ. конф. с международным участием, 8-я: Сб. науч. ст.- М., 2009.- С. 225-226.(Em russo)]

145. Tsyb A.F., Kaplan M.A. Possibilidades e perspectivas de utilização da terapia fotodinâmica // Russian medical news. 2002. - T.7. - No. 2. - P. 19-25. [Цыб А.Ф., Каплан М.А. Возможности и перспективы применения фотодинамической терапии // Российские медицинские вести. 2002. - Т.7. - № 2. - С. 19-25.(Em russo)]

146. Chervyakov A.Yu., Bessmertny AM Tácticas cirúrgicas para a hipertensão após operações de fistulização // Glaucoma. - 2002. No. 1. -S. 39-42. [Червяков А.Ю., Бессмертный А.М. Хирургическая тактика при гипертензии после фистулизирующих операций // Глаукома. - 2002. № 1. -С. 39-42.(Em russo.)]

147. Chernykh EH, Zakharova HA Desnervação da zona de filtração para evitar cicatrizes ao realizar esclerectomia profunda // X Escola de Oftalmologistas de toda a Rússia: Coleção. trabalhos científicos - M., 2011. - P. 133 139. [Черных Е.Н., Захарова Н.А. Денервация фильтрационной зоны с целью профилактики рубцевания при выполнении глубокой склерэктомии // X Всероссийская школа офтальмологов: Сб. науч. трудов. - М., 2011. - С. 133 139.(Em russo)]

148. Chudopal E.A., Dikinov Z.Kh., Chudopal S.M. Uso de Tamerit como inibidor de processos proliferativos após operações antiglaucomatosas // Materiais da V Conf. Euro-Asiática em cirurgia oftálmica. -Ekaterinburg, 2009. pp. 162 - 163. [Чудопал Е.А., Дикинов З.Х., Чудопал С. М. Применение Тамерита как ингибитора пролиферативных процессов после антиглаукоматозных операций // Материалы V Евро-Азиатской

конф. по офтльмохирургии. -Екатеринбург, 2009. С. 162 - 163.(Em russo)]

149. Shaykhova Kh. E., Mukhitdinov Z. N. Eficiência da terapia fotodinâmica no tratamento da sinusite purulenta // Materiais do IV Congresso de Otorrinolaringologistas do Uzbequistão "Otorrinolaringologia dos Estados Unidos". - Tashkent, 2015. - pp. 99-100. [Шайхова Х. Э., Мухитдинов З. Н. Эффективность фотодинамической терапии в лечении гнойного гайморита // Материалы IV съезда отоларингологов Узбекистана "Отоларингология замонавий йўналишлари". - Ташкент, 2015. - С. 99-100.(Em russo.)]

150. Sharipov U., Sadykov R. A., Sadykov R. R. Terapia fotodinâmica no tratamento da adenite. // Materiais do IV Congresso de Otorrinolaringologistas do Uzbequistão "Otorrinolaringologia de Zamonaviy Yunalishlari". - Tashkent, 2015. - P.12. [Шарипов У., Садыков Р. А., Садыков Р. Р. Фотодинамическая терапия в лечении аденоититов. // Материалы IV съезда отоларингологов Узбекистана "Отоларингология замонавий йўналишлари". - Ташкент, 2015. - С.12.(Em russo)]

151. Shatskikh A.V., Takhchidi H.P., Takhchidi E.Kh., Gorbunova K.S. Perspectivas de uso de reguladores naturais para a prevenção de cicatrizes excessivas durante operações antiglaucomatosas // Practicalmedicine.- 2012.- No. 59. [Шацких А. В., Тахчиди Х. П., Тахчиди Е. Х., Горбунова К. С. Перспективность использования естественных регуляторов ждля профилактики избыточного рубцевания при антиглаукоматозных операциях // Практическая медицина.- 2012.- №59.(Em russo)]

152. Shmyreva V.F., Bolypunov A.B., Ilyina T.S. e outros. Correção a laser do efeito hipotensor insuficiente após operações antiglaucomatosas // "Glaucoma: realidade e perspectivas": Coll. artigos científicos científicos e práticos conf. M., 2008. - Parte 1. - P. 407 - 411. [Шмырева В.Ф., Болыпунов А.В., Ильина Т.С. и др. Лазерная коррекция недостаточного гипотензивного эффекта после антиглаукоматозных операций // "Глаукома: реальность и перспективы": Сб. науч. статей науч.-практ. конф. М., 2008. - Ч. 1. - С. 407 - 411.(Em russo)]

153. Shmyreva V.F., Ivanova A.S., Fedorov A.A., Petrov S.Yu., Makarova A.S. Possibilidades de prevenção enzimática de cicatrizes excessivas após cirurgiaglaucoma. Estudo experimental // Escola russa de glaucoma. Conferência "Glaucoma: teoria e prática". Coleção de artigos científicos da conferência de São Petersburgo. - 2012. - P. 226 - 233. [Шмырева В.Ф., Иванова А.С., Федоров А.А., Петров С.Ю., Макарова А.С. Возможности ферментной профилактики избыточного

рубцевания после хирургии глаукомы. Экспериментальное исследование // Российская глаукомная школа. Конференция "Глаукома: теория и практика". Сборник научных трудов конференции Санкт-Петербург. - 2012. - С. 226 - 233.(Em russo)]

154. Shmyreva V.F., Ivanova A.S., Fedorov A.A., Petrov S.Yu., Makarova A.S. Estudo médico e biológico da longidase. Parte 1 // Glaucoma. - 2011. - No. 4. - P. 3-7. [Шмырева В.Ф., Иванова А.С., Федоров А.А., Петров С.Ю., Макарова А.С. Медико-биологическое исследование лонгидазы. Часть 1 // Глаукома. - 2011. - № 4. - С. 3-7.(Em Russ.)]

155. Shmyreva V.F., Petrov S.Yu., Makarova A.S. Razões para a diminuição da eficácia hipotensiva a longo prazo das operações antiglaucomatosas e a possibilidade de a aumentar // Glaucoma. - 2010. - No. 2. - P. 43-49. [Шмырева В.Ф., Петров С.Ю., Макарова А.С. Причины снижения отдаленной гипотензивной эффективности антиглаукомных операций и возможности ее повышения // Глаукома. - 2010. - № 2. - С. 43-49.(Em russo)]

156. Shchuko A.G., Bronsky D.I., Zaika V.A. et al. Avaliação da eficácia da criocirurgia combinada da retina e do corpo ciliar em pacientes com glaucoma neovascular. URL: ttp://mfvt.ru/category/pmpaper/pm-1-3-13-oftalmologia/ (data de acesso: 01/12/2015). [Щуко А.Г., Бронский Д.И., Зайка В.А. и др. Оценка эффективности комбинированной криохирургии сетчатки и цилиарного тела у пациентов с неоваскулярной глаукомой. URL: ttp://mfvt.ru/category/ pmpaper/pm-1-3-13-oftalmologia/ (дата обращения: 12.01.2015)(Em russo)]

157. Shchuko A.G., Zhukova S.I., Yuryeva T.N. Diagnóstico por ultra-sons em oftalmologia. M.: Oftalmologia, 2013. 128 p. [Щуко А.Г., Жукова С.И., Юрьева Т.Н. Ультразвуковая диагностика в офтальмологии. М.: Офтальмология, 2013. 128 с.(Em Russ.)]

158. Shchuko A.G., Yuryeva T.N., Chekmareva L.T., Malyshev V.V. Glaucoma e patologia da íris. M.: Borges, 2009. 182 p. [Щуко А.Г., Юрьева Т.Н., Чекмарева Л.Т., Малышев В.В. Глаукома и патология радужки. М.: Боргес, 2009. 182 с(Em russo)]

159. Eckhardt V.F., Troitskova E.V., Pavlova Yu.E. e outros. Prevenção e tratamento do glaucoma neovascular em pacientes com retinopatia diabética // Materiais da VI Conferência Euro-Asiática de Cirurgia Oftálmica. - Ekaterinburg,2012.-S. 151 152. [Экгардт В.Ф., Троицкова Е.В., Павлова Ю.Е. и др. Профилактика и лечение неоваскулярной глаукомы у больных диабетической ретинопатией // Материалы VI Евро-Азиатской конференции по офтальмохирургии. - Екатеринбург, 2012.-С. 151 152.(Em russo)]

160. Yablonskaya L.Ya. Tendências actuais na incidência de doenças oculares e formas de melhorar a organização dos cuidados oftalmológicos numa entidade constituinte da Federação Russa: Resumo da tese. dis. . Doutoramento em mel. Sci. -Ekaterinburg, 2006. 21 p. [Яблонская Л.Я. Современные тенденции заболеваемости болезнями глаз и пути совершенствования организациии офтальмологической помощи в субъекте Российской Федерации: Автореф. дис. канд. мед. наук. -Екатеринбург, 2006. 21 с.(Em russo)]

161. Yakimenko S.A., Kostenko P.A. Tratamento cirúrgico do glaucoma secundário pós-queimadura // IX Congresso de Oftalmologistas da Rússia: Relatório Proc. -M., 2010.-S. 189. [Якименко С.А., Костенко П.А. Хирургическое лечение вторичной послеожоговой глаукомы // IX Съезд офтальмологов России: Тез. докл. -М., 2010.-С. 189.(Em russo)]

162. Yakubovskaya R.I., Karmakova T.A., Morozova N.B. e outros. Possibilidades de controlo dos efeitos da PDT // RBZh. 2004. - No. 2. - P. 60. [Якубовская Р.И., Кармакова Т.А., Морозова Н.Б. и др. Возможности управления эффектами ФДТ // РБЖ. 2004. - № 2. - С. 60.(Em russo)].

MIX
Papier aus verantwortungsvollen Quellen
Paper from responsible sources
FSC® C105338

Printed by Books on Demand GmbH, Norderstedt / Germany